珍版
海外中医
古籍善本
丛书

明·陈谏 撰

张志斌 校点

荩斋医要

（校点本）

人民卫生出版社
·北京·

图书在版编目（CIP）数据

莨斋医要: 校点本 /（明）陈谏撰；张志斌校点
. —北京：人民卫生出版社，2024.3
（医典重光：珍版海外中医古籍善本丛书）
ISBN 978-7-117-34274-2

Ⅰ. ①莨⋯　Ⅱ. ①陈⋯ ②张⋯　Ⅲ. ①中国医药学－
中国－明代　Ⅳ. ①R2

中国国家版本馆 CIP 数据核字（2023）第 189801 号

医典重光——珍版海外中医古籍善本丛书

莨斋医要（校点本）

Yidian Chongguang——Zhenban Haiwai Zhongyi Guji Shanben Congshu
Jinzhai　Yiyao（Jiaodianben）

撰　　　：明·陈　谏
校　　点：张志斌
出版发行：人民卫生出版社（中继线 010-59780011）
地　　址：北京市朝阳区潘家园南里 19 号
邮　　编：100021
E - mail：pmph @ pmph.com
购书热线：010-59787592　010-59787584　010-65264830
印　　刷：北京雅昌艺术印刷有限公司
经　　销：新华书店
开　　本：889×1194　1/16　印张：13　插页：1
字　　数：206 千字
版　　次：2024 年 3 月第 1 版
印　　次：2024 年 4 月第 1 次印刷
标准书号：ISBN 978-7-117-34274-2
定　　价：89.00 元

打击盗版举报电话：010-59787491　E-mail：WQ @ pmph.com
质量问题联系电话：010-59787234　E-mail：zhiliang @ pmph.com
数字融合服务电话：4001118166　E-mail：zengzhi @ pmph.com

珍版海外中医古籍善本丛书

丛书顾问

王永炎

真柳诚 [日]

文树德 (Paul Ulrich Unschuld)[德]

丛书总主编

郑金生

张志斌

校点凡例

一、 《荩斋医要》十五卷，明·陈谏撰，成书年代不详，15卷。今存嘉靖七年（1528）序刊本。本次校点以此版原书复制件为底本。原书藏于日本国立公文书馆内阁文库。

二、 本书采用横排、简体、现代标点。简体字以2013年版《通用规范汉字表》为准（该字表中如无此字，则按原书）。原书竖排时显示文字位置的"右""左"等字样一律保持原字，不做改动。原底本中的双行小字，今统一改为单行小字。

三、 本书底本原目录与正文出入较大，今据正文，按现代目录要求新编目录，置于书前。原书目录作为资料篇保留，仍置于其原来位置。

四、 校点本对原书内容不删节、不改编，尽力保持原书面貌，因此原书可能存在的某些封建迷信内容，以及当今不合时宜的药物（如濒临灭绝的动植物等）不作删除，请读者注意甄别，切勿盲目袭用。每卷后书名卷次重复（如"某某书卷第×终"之类）等一些与内容无关的文字，则径删不出注。

五、 本书校勘凡底本不误而校本有误者，不出注。底本引文虽有化裁，但文理通顺，意义无实质性改变者，不改不注。惟引文改变原意时，方据情酌改，或仍存其旧，均加校记。

六、 凡底本的异体字、俗写字，或笔画有差错残缺，或明显笔误，均径改作正体字，一般不出注，或于首见处出注。某些古籍中常见的极易混淆的形似字（如"已、己、巳""太、大""常、尝"等），一概径改不注。某些人名、书名、方药名间有采用异体字者，则需酌情核定。或存或改，均在该字首次出现时予以注明。

七、　原书的古今字、通假字，一般不加改动，以存原貌，或于首次出现时加注说明。避讳字一般不改。古医籍中相关的中医术语习惯用法（如"脏、藏""腑、府"等），均各按原字，不予统一。

八、　凡属难字、冷僻字、异读字，以及少量疑难术语，酌情加以注释。原稿漫漶不清、脱漏之文字，若能通过考证得以解决，则补加注。若难以考出，用方框"□"表示，首次出注，后同不另加注。若能揣测为某字，然依据不足，则在该字外加方框。

九、　某些药名属误名者（如"黄耆"误作"黄蓍"之类）径改为正名，不另出注。别名不改。然而，古代方书中较为常用或本草古籍有记载的药物异名（如"黄耆"与"黄芪"、"山楂"与"山查"、"仙遗粮"与"土茯苓"之类），原则上均依底本，必要时在该名首次出现时加注说明。还有些情况，可能保留了某种古法炮制者，亦保留不动（如"姜蚕"不改为"僵蚕"）。

十、　凡底本中的序、后记等全部保留。体例保留原来的顺序，为序文在前，目录随后。若有个别特殊情况，亦不予变动。原书后的"后序"也仍其旧。书中药方歌诀或有未能囊括方中全部用药者，不便补缺，仅加注说明。

十一、古籍某些篇节大块文字，阅读不便者，今酌情予以分段。某些特殊标记，亦酌情按现在方式予以替换。

目录[1]

---

1 目录：此为新编目录。原书目录因与正文差异较大，作为资料保留在本书原位置。

叙〔一〕

　　吾杭陈直之，号蓤斋，家世业医，尤精女科。直之既考于其术，惧后人弗得其要领也，乃书其平生闻于父祖与所自得者，先纂经论、图解，而后分门论著，歌括其方，亦略备矣。凡十五卷，名曰《医要》，属予为序。予方困于沉疴，正坐未知医耳，岂能识乃所谓要者而序其意乎？然直之不以属于专门名家，而顾托于老夫。老夫厌历仕途，不能知医而颇知政，请以政喻。国之有纪纲，犹人之有脉也；治乱之象，则形证也；礼乐法度，载在方册，其古方也。故善为政者，觇纪纲而断国是[1]，因国势而低昂其治。善医者，切脉以审证，因证而处方。消息以时，通融以意，至不一而至一，无不可而无可。是政要也，亦医要也，此固直之著书之意。观是书者，苟徒剿古人糟粕，而悦其简便，遽以为要专在是，不效，则曰古方之不可用也。岂方之罪哉？或曰：陈氏以女科显，而其书博极诸证，何也？予闻扁鹊随俗为变，在赵闻贵妇人，即为带下医；在周闻敬老，即为耳目痹医；入秦闻爱小儿，即为小儿医。直之之术，殆出于此，则非所量也。是为叙。

嘉靖七年戊子春正月既望
赐进士资善大夫刑部尚书前都察院左都御史仁和胡世宁书

1　是：据下文，疑此字为"势"字之音误。

叙〔二〕

医之道其来尚矣。肇于神农，著于《周礼》，医非百家众技之所谓术也。古之医，察色而辨内，聆响而知病之所在，望其气而生死决。故汤饵之所及，针熨之所施，才一投焉，而枯槁即以起。有所弗治焉，弗治也。其为道也神，其为言也谓之经。后之医明夫阴阳气运之候，辨于脉络表里之由，察夫风寒燥湿之故。故切脉而知病，征方以投剂，才一投焉，而事理无所忒。有所弗治焉，弗治也。其为道也智，其为言也谓之法诀之类。今之医也，吾惑焉不明于其理，不讲于其书，而局一定之方，执左见以幸一中，而世之暗者从而良之，其有不昏夭札瘥者几希，焉望其有所著述以垂世也哉？钱唐荩斋陈君直之谏，医之良者也。其先世祖静复治宋康王妃剧疾辄效，赐以宫扇、翰林金紫良医。迨元迄今，代不乏人，而君能世其业，尝集其所心得及所试效者为一编，题曰《荩斋医要》。余阅之大较，渊源于《素》《难》，出入于诸家法诀，简而要，守而不拘，变通而不放。盖扶世之仁轨、寿民之永则也。君岂今之医也哉！君岂今之医也哉！《曲礼》谓：医不三世，不服其药。考君之世而征君之药，信乎！其言之足以垂世也欤。书凡为图者几，为论者几，为诗诀者几云。是为序。

赐进士出身进阶资善大夫正治上卿大理寺卿
经筵官前都察院右副都御史
奉敕巡抚河南地方致仕钱塘东瀛陈珂书

序〔一〕

钱塘陈荩斋作《医要》以便初学，属吾儿柱请予叙之。予遍目其书，分门析类，汇集良方，而首之以诸论图诀。若衣貂貉之裘而领袂委如也；若庭实陈币，而龟玉金钟先后有叙也。又若三军之师，部伍左右，各有其局，不相逾[1]越也。乃叹曰：是为要览也已。是故裘得其领则顺，币得其叙则义明，军得其纪则师律。夫医之为术，邃术也，得其要而学之，则探隐义，索奥旨，心领神会，如示诸掌矣。否是焉，则望洋白首，门墙莫窥，其何以收医效之大成哉？此要览之有益于人也。虽然，予窃有要焉。夫不忍之心，是为仁心。医，仁术也。以仁心而求仁术，虽不中，不远矣。利摇其中，名炫于外，虽艺超卢、扁，于人罔所攸济，其于要览也，何有哉？陈氏故业医，在宋高宗时，以医获效，有宫扇之赐。后敝，易之以木，杭人遂以"木扇陈"呼之。荩斋名谏，字直之，盖世于医者也。《医要》之传观者，当自得之。

赐进士中议大夫资治尹山东提刑按察司副使
奉敕整饬天津等处兵备前广东道监察御史致仕姚江韩廉书

---

1 逾：原作"踰"。同"逾"，据改。

序〔二〕

医惟精熟，而后可以活人，故贵专而尚世。艺专则志一而心恒，业世则道久而功试。心恒而闾间故精，功试而无疑故熟。是以箕裘之衍，弓冶必良，而贰事移官，终泛漫而无所济也。陈荩斋氏以医名宋，至静复翁者，尝以妙术起康邸妃之殆疾。南渡后，遂以金紫良医直翰苑，且旌以宫扇焉，是惟居杭之始。其后遂以女专科，而以扇表其业，海内因知有"木扇陈氏"也。九传而至荩斋，尤能究心以精其术，故惠济多而业用益显。翁复虑其子姓之弗能竟其家学，而世或湮也，乃辑古方书及其家承己试之良，汇而集之。自气运、脉理，以及治法、制方、品药，有图以显其象，有论以阐其义，有歌以括其概。会繁于简，归博于约，帙不费求，叶不厌展，而推方验证，若指诸掌。自非其精于专而熟于世，其能是乎？书成，名曰《荩斋医要》，且将寿梓以传而不私其家，其用心可谓仁且广矣。世有以一艺名者，负其所独得而秘其所己试，惴惴焉惟恐人知而弗专其利也，甚或怀赝以自珍焉，其视荩斋之用心何如哉！余故嘉其志而为叙。荩斋讳谏，字直之。六子，四继其术，二业儒，为郡庠弟子员。又将大其业，以尽其后云。

嘉靖戊子岁赐进士第迪功郎行人司行人南岑吴玭书

跋[1]

医肇于炎帝,发明于岐伯,曲畅旁通于张、李、刘、朱。诸先正述作愈详而言愈繁,方法愈备而意愈支。初入道者,汗漫莫之所趋,危殆不安,微妙难见,昏执妄投,其不杀人也者几希。古云:知其要者,一言而终;不知其要,流散无穷。予于是道六十春秋有奇,幸窥左足,欲以平生参博之当、会悟之真、施治之验者,挈其要以昭来学。适莄斋遗以《医要》,检阅之余,喟然叹曰:先得我心之所同然者也!予与莄斋缔朱陈之好,道同志合,有如此哉。其始祖自宋鸣世,代不乏人,至莄斋尤盛焉。家传心得之秘且不自宝,慨然梓行于天下后世。然则天下后世得为医之良者,皆莄斋之徒也;天下后世得不夭札者,皆莄斋生之也。《周礼》:岁终稽其医事,以制其食。十全为上,十失一次之,第至十失四为下。古之君子居是业者,亦自考不虚食食。今莄斋既皆以十全归之,尚不自满,而望十全之功于天下后世业医者,可谓医之贤者欤。

嘉靖戊子端阳八十翁菊泉黄泰谨跋

---

1 跋:一般来说,跋放在书后。而原书中将此跋放在前面,校点时保持原书安排。

自叙

医可学乎？曰：可。曰：有要乎？曰：有。请闻焉。曰：心为要。心者，妙道之原，究术之根也。以心而潜天，则气候之运以明；以心而潜地，则方位之宜以辨；以心而潜古今，则沿革之故以察。而赋禀之初、受病之因实兼之。是盖超然独得于体验之中，而非徒事夫方饵指顾之下。故载之《素问》，云：必先岁气，无伐天和。又云：不知年之所加、气之盛衰、虚实之所起，不足为工矣。此皆密察心机之至要也。然则人之治病，又可徇其方而不求其要哉？慨自上古伏羲、神农、黄帝之为君，岐伯、俞跗[1]、伊尹之为臣，聪明睿知，获厥心要而为医之神，知识洞达，阐厥心要而为医之圣，稽之圣经贤传，历有可考者也。是故寒凉温热之性，用其所当用；君臣佐使之方，投其所当投。盖医之所恃者方，方之所资者药，而医于是乎大明矣。在《周礼》，医师属之天官，掌养万民之疾病，以五药疗之。酸辛甘苦咸，味有所滋，而筋骨气脉肉体有所养，兹周公亦尝究心于要者也。故张仲景之论方术，说者谓其不宜于东南；陶隐居之论药物，说者谓其独谬于西北。郭玉之治病，每尽于贫贱，而自谓不能于贵富。张子和例于攻击为法，朱彦修谓其可施于有余，而不可施于不足之数。予虽或安于一隅，而实得心要于医者也。医之为道，有自来矣。尝谓医道有一言而可以尽其要者，运气是也。天为阳，地为阴，阴阳二气，各分三品，谓之三阴三阳。然天非纯阳，而亦有三阴；地非纯阴，而亦有三阳。故天地上下，各有风热火湿燥寒之六气，其斡旋运动乎两间者，而又有木火土金水之五运。人生其中，二五之精妙，合而凝脏腑，气穴亦与天地相为流通。是以众疾之作，而所属之机，无出乎是也。其所以上古圣神、百家众技[2]之流，潜心于要者，实欲济乎生民、起乎沉疴者耳，岂不先有精一于此哉？故尚世犹有治未然之病，无使至于已病难图也。吾观秦缓达乎此，见晋侯病在膏肓，语之曰：不可为也。扁鹊明乎此，视齐侯病至骨髓，断之曰：不可救也。其先见之明，亦由精一之至也。岂若七年之病，求三年之艾也欤？呜呼！后之为医者，不但

---

1 跗：原作"附"。据《古今医统大全》"沈一贯序"改。
2 技：原误作"枝"。前《芝斋医要叙》亦提及"百家众技"，据改。

不能先觉于诊，而且不能精一于术也。于夫脉络不知有道也，气候不知有数也，土地不知有宜也，药饵不知有法也，是以抵牾而不能相通也。人徒知有《本草》，而不知神农尝味之深；人徒知有《素问》，而不知轩辕询道之原；人徒知有《难经》，而不知扁鹊神应之妙；人徒知有《脉诀》，而不知叔和诊切之奥；人徒知有《肘后》，而不知仙翁丹炼之秘；人徒知有《卫歌》，而不知真人保合之规。故古之近疾者少，而医之为神者多；今之近病者多，而医之为妙者罕。且人之六欲七情，千变万化，出没不定，亦难乎其为医也，而人之其不夭于寿者几希。此愈趋愈下，盖有莫可援之者矣。欲求乎望闻问切之机，以臻夫神圣工巧之效，又乌可得乎？予虽蠡测株守，不揣凡庸，独悯夫人之感疾而医之拂[1]要也，窃效古人儒者不得为宰相则愿为名医之说。是以谏自早岁忘其固陋，蕴索三旬之坟典，试验五季之方略，凡平日所自得者，尝欣然录就而潜玩积久，乃于中类叙证治为论。而若方，只以今昔试效者抢备之，复撰以为歌，分门析[2]类，且复主之以《天元》《玉机》经论、气运、脉要、图诀，使人知其方，又知要其本也。采而集之，汇聚成编，名曰《荩斋医要》。虽一班之见，心法未传，而托始医家者，或能取而熟览焉。不直苦于难而便之，且于天人阴阳生制之理、脏腑受病之原，实沿是可窥测。而砭剂之施，又将因病以循方，因方以规用，君臣佐使，电扫风驰，焉有泥用之误哉？编成，遂集家赀永之板，实欲遗之子孙及同术之士，便于诵览耳，非敢曰为世之高明者设也。

予谨按族谱：始祖仕良为唐名医，乾宁乙卯，钦委著《圣惠方》书，亦尝私淑其源也。迄宋真宗时，有天益公为防御者，我四四[3]祖也。历明遇公，在神宗时登进士第，累官至宣徽南院金事。元忠公在政和中亦登进士，官至翰林院待制。虽为圣门之高弟，而实为予家之良胤也。惟建炎丁未，高宗南度，素庵公出焉，生于汴梁，长于临安，覆大振于医，获效康后之危疾，敕授翰林院金紫良医，督学内外医僚，特赐宫中掌扇，便宜出入禁中，此予不迁之宗也。其后静复公与清隐公皆不忘君惠，刻木为扇，以为世传，故久而知有"陈木扇"也。逮玉峰公为父同官者羡，遂志于学，亦领乡荐，官为宣抚使提举。后国并

1　拂：原作"咈"。同"拂"，取其"违逆"之义，据改。
2　析：原作"拆"。当为"析"之形误，据改。
3　四四：义不明。据序中提及"乾宁乙卯"（公元 895 年）及宋真宗（公元 998—1022 年在位），疑"四四"为"四世"之误。

于元，乃家食不仕，承祖业而得其传焉。仪芳公、明扬公、南轩公、东平公、恒崖公皆以医名于世。而恒崖生伯父林，号杏庵，父椿，号橘庵。伯父于天顺庚辰岁，蒙钦取附用太医院，生兄谟、弟诰。谟任顺天府医学大使，卒于官，今其子鼎与鼐尚籍太[1]医院为医士。父生谏与其弟讃、谨、言，俱以医为业。庭训恒云：尔等务在存心守分，莫就炎凉。而业医必熟览古先圣贤经传，而求无误于用。予每佩其言，而不敢忘《医要》之集，虽经臆见，然其源则有所自也，故因叙家传始末于此云。

时嘉靖戊子岁仲春月钱塘芡斋陈谏直之谨识

1　太：原作"大"。当为"太"之形误，据改。

宋良医陈素庵〔画像及赞〕

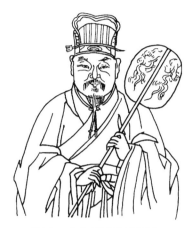

图 1　宋良医陈素庵画像

赞曰：

陈氏素庵，盖世所稀。康后扶痾，为帝所奇。

出入禁中，扇惠宫仪。敕授翰院，金紫良医。

明陈荩斋之像〔及赞〕

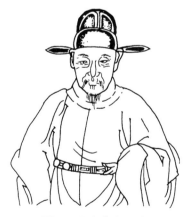

图 2　明陈荩斋之像

赞曰：

荩斋抱道，述著《医要》。济世活人，试之屡效。

业匪三世，传流五百。公其阐之，惠及四国。

毋炫其形，惟重其心。书垂不朽，千古惟馨。

原目录[1]

茋斋医要卷之一

1　原目录："原"字今补。原书目录与正文差异较大。今将其作为资料保留，另据正文新
　　编目录，置于书前。

1　阳：原作“阴”，据正文改。

卷 之 一

钱塘　陈谏直之　类集

天元纪大论 集《内经》

黄帝问曰：天有五行御五位，以生寒暑燥湿风，人有五藏化五气，以生喜怒思忧恐。论言五运相袭而皆治之，终期之日，周而复始，余已知之矣。愿闻其与三阴三阳之候，奈[1]何合之？鬼臾区对曰：夫五运阴阳者，天地之道也。万物之纲纪，变化之父母，生杀之本始，神明之府也，可不通乎？故物生谓之化，物极谓之变，阴阳不测谓之神，神用无方谓之圣。变化之为用也，在天为玄，在人为道，在地为化，化生五味，道生智，玄生神。神在天为风，在地为木；在天为热，在地为火；在天为湿，在地为土；在天为燥，在地为金；在天为寒，在地为水。故在天为气，在地成形，形气相感而化生万物矣。然天地者[2]，万物之上下也；左右者，阴阳之道路也；水火者，阴阳之征兆也；金木者，生成之终始也。气有多少，形有盛衰，上下相召而损益彰矣。

帝曰：愿闻五运之主时也，何如？鬼臾区曰：五气运行，各终期日，非独主时也。臣积考《太始天元册》，文曰：太虚寥阔[3]，肇基化元，万物资始，五运终天，布气真灵，总统坤元，九星悬朗，七曜周旋，曰阴曰阳，曰柔曰刚，幽显既位，寒暑弛张，生生化化，品物咸章。臣斯十世，此之谓也。帝曰：善。何谓气有多少、形有盛衰？鬼臾区曰：阴阳之气，各有多少，故曰三阴三阳也。形有盛衰，谓五行之治，各有太过不及也。故其始也，有余而往，不足随之，不足而往，有余从之，知迎知随，气可与期，应天为天符，承气为岁直，三合为治。

帝曰：上下相召奈何？鬼臾区曰：寒暑燥湿风火，天之阴阳也，三阴三阳上奉之；木火土金水火，地之阴阳也，生长化收藏下应。天以阳生阴长，地以阳杀阴藏。天有阴阳，地亦有阴阳。木火土金水火，地之阴阳也，生长化收藏，故阳中有阴，阴中有阳。所以欲知天地之阴阳者，应天之气，动而不息，故五岁而右迁；应地之气，静而守位，故六期而环会。动静相召，上下相临，阴阳相错而变由生也。

帝曰：上下周纪，其有数乎？鬼臾区曰：天以六为节，地以五为制。周天

1　奈：原误作"奈"。据《素问·天元纪大论篇》改。后同此误者，径改不注。

2　者：原误作"间"。据《素问·天元纪大论篇》改。

3　寥阔：原误作"瘳廓"。据《素问·天元纪大论篇》改。

气者,六期为一备;终地纪者,五岁为一周。君火以明,相火以位,五六相合,而七百二十气为一纪。凡三十岁,千四百四十气,凡六十岁而为一周,不及太过,斯皆见矣。

帝曰:夫子之言,上终天气,下毕地纪,可谓悉矣。余愿闻而藏之,上以治民,下以治身,使百姓昭著,上下和亲,德泽下流,子孙无忧,传之后世,无有终时,可得闻乎?鬼臾区曰:至数之机,迫迮以微,其来可见,其往可追,敬之者昌,慢之者亡,无道行私,必得夭殃,谨奉天道,请言真要。

帝曰:善言始者,必会于终;善言近者,必知其远。是则至数极而道不惑[1],所谓明矣。愿夫子推而次之,令有条理,简而不匮,久而不绝,易用[2]难忘,为之纲纪。至数之要,愿尽闻之。鬼臾区曰:臣闻之,甲己之岁,土运统之;乙庚之岁,金运统之;丙辛之岁,水运统之;丁壬之岁,木运统之;戊癸之岁,火运统之。

帝曰:其于三阴三阳合之奈何?鬼臾区曰:子午之岁,上见少阴;丑未之岁,上见太阴;寅申之岁,上见少阳;卯酉之岁,上见阳明;辰戌之岁,上见太阳;巳亥之岁,上见厥阴。少阴所谓标也,厥阴所谓终也。厥阴之上,风气主之;少阴之上,热气主之;太阴之上,湿气主之;少阳之上,相火主之;阳明之上,燥气主之;太阳之上,寒气主之。所谓本也,是谓"六元"。曰"天元纪"。

玉机真藏论[3]　集《内经》

黄帝问曰:诊法何如?岐伯对曰:诊法常以平旦,阴气未动,阳气未散,饮食未进,经脉未盛,络脉调匀,气血未乱,故乃可诊有过之脉。切脉动静而视精明,察五色,观五藏有余不足、六府强弱、形之盛衰,以此参伍,决死生之分。

夫脉者,血之府也,长则气治,短则气病,数则烦心,大则病进,上盛则气高,下盛则气胀,代则气衰,细则气少,涩则心痛。浑浑革至如涌泉,病进而色弊;绵绵其去如弦绝,死。

1　惑:原误作"感"。据《素问·天元纪大论篇》改。
2　用:原脱。据《素问·天元纪大论篇》补。
3　玉机真藏论:此节实辑自《素问》之《脉要精微论篇》《平人气象论篇》《玉机真藏论篇》三篇。

夫精明五色者，气之华也。赤欲如白裹朱，不欲如赭；白欲如鹅羽，不欲如盐；青欲苍璧之泽，不欲如蓝；黄欲如罗裹雄黄，不欲如黄土；黑欲如重漆色，不欲如地苍。五色精微象见矣，其寿不久也。

夫五藏者，中之守也。中盛藏满，气胜伤恐[1]者，声如从室中言，是中气之湿也；言而微，终日乃复言者，此夺气也；衣被不敛，言语善恶，不避亲疏者，此神明之乱也。仓廪不藏者，是门户不要也；水泉不止者，是膀胱不藏也。得守者生，失守者死。

夫五藏者，身之强也。头者，精明之府，头倾视深，精神将夺矣；背者，胸中之府，背曲肩随，府将坏矣；腰者，肾之府，转摇不能，肾将惫矣；膝者，筋之府，屈伸不能，行则偻附，筋将惫矣；骨者，髓之府，不能久立，行则振掉，骨将惫矣。得强则生，失强则死。

帝曰：脉其四时动奈何？病之所在奈何？知病之所变奈何？知病乍在内奈何？知病乍在外奈何？请问此五者，可得闻乎？岐伯曰：请言其与天运转大也。万物之外，六合之内，天地之变，阴阳之应。彼春之暖，为夏之暑；彼秋之忿，为冬之怒。四变之动，脉与之上下。以春应中规，夏应中矩，秋应中衡，冬应中权。是故冬至四十五日，阳气微上，阴气微下；夏至四十五日，阴气微上，阳气微下。阴阳有时，与脉为期，期而相失，如脉所分，分之有期，故知死时。微妙在脉，不可不察。察之有纪，从阴阳始；始之有经，从五行生；生之有度，四时有宜；补写勿失，与天地如一，得一之精，以知死生。是故声合五音，色合五行，脉合阴阳。

是知阴盛则梦涉大水恐惧，阳盛则梦大火燔灼，阴阳俱盛则梦相杀毁伤；上盛则梦飞，下盛则梦堕；甚饱则梦予，甚饥则梦取；肝气盛则梦怒，肺气盛则梦哭；短虫多则梦聚众，长虫多则梦相击毁伤。

是故持脉有道，虚静为保。春日浮，如鱼之游在波；夏日在肤，泛泛乎万物有余；秋日下肤，蛰虫将去；冬日在骨，蛰虫周密，君子居室。故曰：知内者，按而纪之；知外者，终而始之。此六者，持脉之大法。

心脉搏，坚而长，当病舌卷不能言；其软而散者，当消环自已。肺脉搏，坚而长，当病唾血；其软而散者，当病灌汗，至令不复散发也。肝脉搏，坚而长，

1　恐：原字漫漶。据《素问·脉要精微论篇》补。

色不青，当病坠若搏，因血在胁下，令人喘逆；其软而散，色泽者，当病溢饮。溢饮者，渴暴多饮，而易入肌皮肠胃之外也。胃脉搏，坚而长，其色赤，当病折髀；其软而散者，当病食痹。脾脉搏，坚而长，其色黄，当病少气；其软而散，色不泽者，当病足胻肿若水状也。肾脉搏，坚而长，其色黄而赤者，当病折腰；其软而散者，当病少血，至令不复也。

帝曰：诊得心脉而急，此病形何如？岐伯曰：病名心疝，少腹当有形也。帝曰：何以言之？岐伯曰：心为牡藏，小肠为之使，故曰少腹当有形也。帝曰：诊得胃脉，病形何如？岐伯曰：胃脉实则胀，虚则泄。帝曰：病成而变何谓？岐伯曰：风成为寒热，瘅成为消中，厥成为巅疾，久风为飧泄，脉风成为疠。病之变化，不可胜数[1]。

帝曰：平人何如？岐伯曰：人一呼脉再动，一吸脉亦再动，呼吸定息脉五动，闰以太息，命曰平人。平人者，不病也，常以不病调病人，医不病，故为病人平息以调之为法。人一呼脉一动，一吸脉一动，曰少气。人一呼脉三动，一吸脉三动而躁，尺热曰病温，尺不热脉滑曰病风，脉涩曰痹。人一呼脉四动以上曰死，脉绝不至曰死，乍疏乍数曰死。

平人之常气禀于胃，胃者，平人之常气也。人无胃气曰逆，逆者死。春胃微弦曰平，弦多胃少曰肝病，但弦无胃曰死，胃而有毛曰秋病，毛甚曰今病。藏真散于肝，肝藏筋膜之气也。夏胃微钩曰平，钩多胃少曰心病，但钩无胃曰死，胃而有石曰冬病，石甚曰今病。藏真通于心，心藏血脉之气也。长夏胃微软弱曰平，弱多胃少曰脾病，但代无胃曰死，软弱有石曰冬病，弱甚曰今病。藏真濡于脾，脾藏肌肉之气也。秋胃微毛曰平，毛多胃少曰肺病，但毛无胃曰死，毛而有弦曰春病，弦甚曰今病。藏真高于肺，以行荣卫阴阳也。冬胃微石曰平，石多胃少曰肾病，但石无胃曰死，石而有钩曰夏病，钩甚曰今病。藏真下于肾，肾藏骨髓之气也。

胃之大[2]络，名曰虚里，贯鬲络肺，出于左乳下，其动应衣，脉宗气也。盛喘数绝者，则病在中；结而横，有积矣；绝不至，曰死。

欲知寸口太过与不及。寸口之脉中手短者，曰头痛；寸口脉中手长者，曰

1　不可胜数：此以上来自《素问·脉要精微论篇》。

2　大：原脱。据《素问·平人气象论篇》补。

足胫痛；寸口脉中手促上击者，曰肩背痛。寸口脉沉而坚者，曰病在中；寸口脉浮而盛者，曰病在外。寸口脉沉而弱，曰寒热及疝瘕，少腹痛；寸口脉沉而横，曰胁下有积，腹中有横积痛；寸口脉沉而喘，曰寒热。脉盛滑坚者，曰病在外；脉小实而坚者，病在内。脉小弱以涩，谓之久病；脉滑浮而疾者，谓之新病。脉急者，曰疝瘕少腹痛；脉滑，曰风；脉涩，曰痹；缓而滑，曰热中；盛而紧，曰胀。脉从阴阳病易已，脉逆阴阳病难已。脉得四时之顺，曰病无他；脉反四时及不间藏，曰难已。臂多青脉，曰脱血；尺脉缓涩，谓之解㑊安卧；脉盛，谓之脱血；尺涩脉滑，谓之多汗；尺寒脉细，谓之后泄；脉尺粗常热[1]者，谓之热中。肝见，庚辛死；心见，壬癸死；脾见，甲乙死；肺见，丙丁死；肾见，戊己死。是谓真藏见，皆死。

颈脉动喘疾咳，曰水；目裹微肿，如卧蚕起之状，曰水。溺黄赤安卧者，黄疸；已食如饥者，胃疸。面肿曰风，足胫肿曰水，目黄者曰黄疸。妇人手少阴脉动甚者，任子也。脉有逆从，四时未有藏形，春夏而脉瘦，秋冬而脉浮大，命曰逆四时也。热而脉静，泄而脱血脉实，病在中脉虚，病在外脉涩坚者，皆难治，命曰反四时也。

人以水谷为本，故人绝水谷则死，脉无胃气亦死。所谓无胃气者，但得真藏脉，不得胃气也。所谓脉不得胃气者，肝不弦，肾不石也。太阳脉至，洪大以长；少阳脉至，乍数乍疏，乍短乍长；阳明脉至，浮大而短。

夫平心脉来，累累如连珠，如循琅玕，曰心平，夏以胃气为本。病心脉来，喘喘连属，其中微曲，曰心病；死心脉来，前曲后居，如操带钩，曰心死。平肺脉来，厌厌聂聂，如落榆荚，曰肺平，秋以胃气为本。病肺脉来，不上[2]不下，如循鸡羽，曰肺病；死肺脉来，如物之浮，如风吹毛，曰肺死。平肝脉来，软弱招招，如揭长竿末梢，曰肝平，春以胃气为本。病肝脉来，盈实而滑，如循长竿，曰肝病；死肝脉来，急益劲，如新张弓弦，曰肝死。平脾脉来，和柔相离，如鸡践地，曰脾平，长夏以胃气为本。病脾脉来，实而盈数，如鸡举足，曰脾病；死脾脉来，锐坚如乌之喙，如鸟之距，如屋之漏，如水之流，曰脾死。平肾脉来，喘喘累累如钩，按之而坚，曰肾平，冬以胃气为本。病肾脉来，如引葛，

1　热：原作"熟"。据《素问·平人气象论篇》改。

2　上：原误作"止"。据《素问·平人气象论篇》改。

按之益坚，曰肾病；死肾脉来，发如夺索，辟辟如弹石，曰肾死[1]。

帝曰：春脉如弦，何如而弦？岐伯曰：春脉者肝也，东方木也，万物之所以始生也，故其气来，软弱轻虚而滑，端直以长，故曰弦，反此者病。帝曰：何如而反？岐伯曰：其气来实而强，此谓太过，病在外；其气来不实而微，此谓不及，病在中。帝曰：春脉太过与不及，其病皆何如？岐伯曰：太过则令人善忘，忽忽眩冒而巅疾；其不及则令人胸痛引背，下则两胁胠满。帝曰：善。夏脉如钩，何如而钩？岐伯曰：夏脉者心也，南方火也，万物之所以盛长也，故其气来盛去衰，故曰钩，反此者病。帝曰：何如而反？岐伯曰：其气来盛去亦盛，此谓太过，病在外；其气来不盛去反盛，此谓不及，病在中。帝曰：夏脉太过与不及，其病皆何如？岐伯曰：太过则令人身热而肤痛，为浸淫；其不及则令人烦心，上见咳唾，下为气泄。帝曰：善。秋脉如浮，何如而浮？岐伯曰：秋脉者肺也，西方金也，万物之所以收成也，故其气来，轻虚以浮，来急去散，故曰浮，反此者病。帝曰：何如而反？岐伯曰：其气来毛而中央坚，两傍虚，此谓太过，病在外；其气来毛而微，此谓不及，病在中。帝曰：秋脉太过与不及，其病皆何如？岐伯曰：太过则令人逆气而背痛愠愠然；其不及则令人喘，呼吸少气而咳，上气见血，下闻病音。帝曰：善。冬脉如营，何如而营？岐伯曰：冬脉者肾也，北方水也，万物之所以合藏也，故其气来沉以搏，故曰营，反此者病。帝曰：何如而反？岐伯曰：其气来如弹石者，此谓太过，病在外；其去如数者，此谓不及，病在中。帝曰：冬脉太过与不及，其病皆何如？岐伯曰：太过则令人解㑊，脊脉痛而少气，不欲言；其不及则令人心悬如病饥，眇[2]中清，脊中痛，少腹满，小便变。帝曰：善。

帝曰：四时之序，逆从之变异也，然脾脉独何主？岐伯曰：脾脉者土也，孤藏以灌四傍者也。帝曰：然则脾善恶可得见之乎？岐伯曰：善者不可得见，恶者可见。帝曰：恶者何如可见？岐伯曰：其来如水之流者，此谓太过，病在外；如乌之喙者，此谓不及，病在中。帝曰：夫子言脾为孤藏，中央土以灌四傍，其太过与不及，其病皆何如？岐伯曰：太过则令人四支不举，其不及则令人九窍不通，名曰重强。

1　曰肾死：此上来自《素问·平人气象论篇》。

2　眇：原作"眇"。据《素问·玉机真藏论篇》改。

帝瞿然而起，再拜而稽首曰：善！吾得脉之大要，天下至数，五色脉变，揆度奇恒，道在于一。神转不回，回则不转，乃失其机。至数之要，迫近以微。著之玉版，藏之藏府，每旦读之，名曰"玉机"。

灵兰秘典论 集《内经》

黄帝问曰：愿闻十二藏之相使，贵贱何如？岐伯对曰：悉乎哉问也！请遂言之。心者，君主之官也，神明出焉；肺者，相傅之官，治节出焉；肝者，将军之官，谋虑出焉；胆者，中正之官，决断出焉；膻中者，臣使之官，喜乐出焉；脾胃者，仓廪之官，五味出焉；大肠者，传道之官，变化出焉；小肠者，受盛之官，化物出焉；肾者，作强之官，技巧出焉；三焦者，决渎之官，水道出焉；膀胱者，州都之官，津液藏焉，气化则能出矣。凡此十二官者，不得相失也。故主明则下安，以此养生则寿，殁世不殆，以为天下则大昌；主不明则十二官危，使道闭塞而不通，形乃大伤，以此养生则殃，以为天下者，其宗大危。戒之戒之！

至道在微，变化无穷，孰知其原？窘乎哉，消者瞿瞿，孰知其要？闵闵之当，孰者为良？恍惚之数，生于毫厘，毫厘之数，起于度量。千之万之，可以益大，推之大之，其形乃制。黄帝曰：善哉！余闻精光之道，大圣之业，而宣明大道，非斋戒择吉日不敢受也。黄帝乃择吉日良兆，而藏灵兰之室，以传保焉。

卷 之 二

钱塘　陈谏直之　类集

图　说

《医要》有图之集，亦只取其便览耳。盖图之所载，首以岁运，继以经脉，二者固先贤成论攸寓也。若泛而观之，则初学有莫知其所谓者，今皆条分缕析而界之以图，则一举目之间，可以因图类悟而若睹黑白矣。况兹实为医家至要，人欲识取病机，未有能舍之者也。故仲景云：治病不知岁运，如涉海问津；不知经脉，如触途冥行。是知岁运、经脉固为医家之要，而若图又所以为便览之要也。人能因其便览之要，引而伸之，触类而长之，则医家之要，亦思过半矣。予故叙其图于下，更类分为二卷云。

司天在泉图

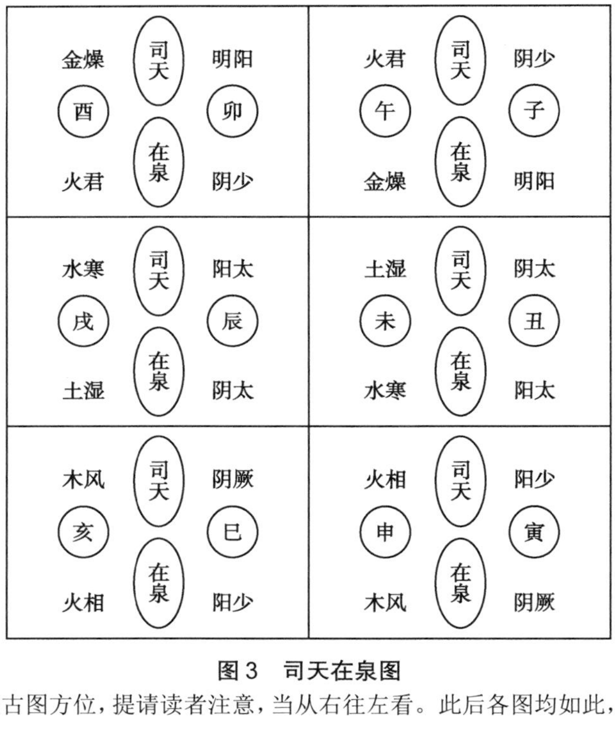

图 3　司天在泉图
注：此按古图方位，提请读者注意，当从右往左看。此后各图均如此，不另注。

经云：先立其年，以明其气，是知司天在泉，上见下临，为其始也。如子午卯酉，阴阳互换，六气在其中矣。胜复之理、补泻之法，可从而推之。

诀曰：子午少阴君火天，阳明燥金应在泉。丑未太阴湿土上，太阳寒水两连绵。

寅申少阳相火旺，厥阴风木地中联。卯酉却与子午倒，辰戌巳亥亦皆然。

五运六气枢要之图

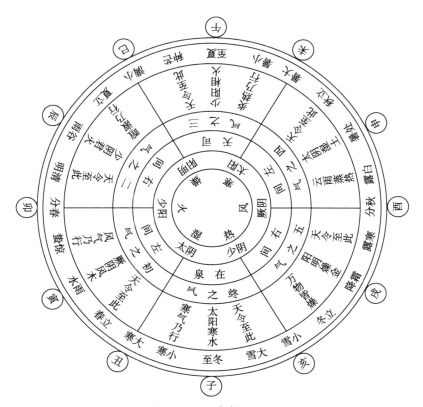

图4　五运六气枢要之图

同天符同岁会之图

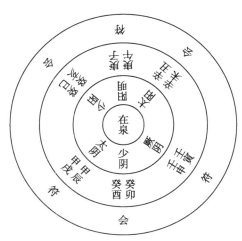

图5　同天符同岁会之图

胜复之图

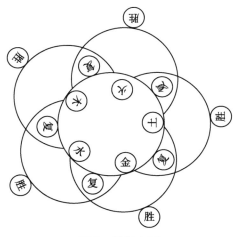

图6　胜复之图

五运六气总论 集《内经》

天分五气，地列五行，上经于列宿，下合于方隅。故丹天之气，经于牛、女、奎、壁，临于戊癸之位，故戊癸为火运；黅天之气，经于心、尾、角、轸，临于甲己之位，故甲己岁为土运；素天之气，经于亢、氐、毕、昴，临于乙庚之位，故乙庚岁为金运；玄天之气，经于张、翼、娄、胃，临于丙辛之位，故丙辛岁为水运；苍天之气，经于危、室、柳、鬼，临于丁壬之位，故丁壬岁为木运。此五运所经二十八宿与十二支位，以纪五天之气而立乎，金、木、水、火、土五运以应之。然运有五，气有六，以君火、相火之化也。六气之化者，谓寒、暑、燥、湿、风、火也，乃天之六气，然后三阴三阳上奉之。然六气曰主曰客，司天在泉，有寒、暑、燥、湿、风、火之化。为主者，虽千载亦不易；为客者，六岁复会。

何谓主？自斗建丑，正至卯之中，则是大寒至惊蛰之末，六十日有奇，厥阴木为风化用事，风气流行，阳气发动，万物发生，以应春，此初气主也。自斗建卯，正[1]至巳之中，则是春分至立夏之末六十日有奇，少阴君火为热化用事，暄淑乃行，君德之象，不司炎暑，以应夏，此二气主也。自斗建巳，正至未之中，则是小满至小暑之末，六十日有奇，少阳相火暑化用事，司天之位，炎

1　正：原无。据上下文义补。

暑乃行，以应长夏，此三气主也。自斗建未，正至酉之中，则是大暑至白露之末，六十日有奇，太阴土湿化用事，云雨乃行，此四气主也。自斗建酉，至亥之中，则是秋分至立冬之末，六十日有奇，阳明金燥化用事，清凉乃行，此五气主也。自斗建亥，正至丑之中，则是小雪至小寒之末，六十日有奇，太阳水寒化用事，在泉之位，严凝乃行，终气主也。

历法五日为候，三候为气，六气为时，一岁二十四气，七百二十气为三十年，一千四百四十气为六十年，太过、不及，斯可见矣。且《经》曰："显明之右，君火之位；君火之右，退行一步，相火治之；复行一步，土气治之；复行一步，金气治之；复行一步，水气治之；复行一步，木气治之。"一步凡六十日有奇，六六三百六十日，春温、夏热、秋凉、冬寒，以成一岁之令。千载而一则，此主气之常也。故曰：地气静而守位。

何谓客？子午之岁，少阴司天；丑未之岁，太阴司天；寅申之岁，少阳司天；卯酉之岁，阳明司天；辰戌之岁，太阳司天；巳亥之岁，厥阴司天。以客加主而推其变，故曰天气动而不息。其六气之原则同，六气之绪则异，何也？盖天之气始于少阴而终于厥阴，地之气始于厥阴而终于太阳。是故当其时而行，变之常也；非其时而行，变之灾也。故《月令》有所谓春行夏、秋、冬之令，冬行春、夏、秋之令，此客加主之变也。故有德化政令之常，有暴风、疾雨、迅雷、飘雷[1]之变。冬有燥石之热，夏有凄风之清，此无他，天地之气胜复郁发之致也。是说也，五气丽乎太过不及之征也。

又有所谓平气者，故有天符、岁会、同天符、同岁会、太一天符，凡五者，所谓敷和升明备化审平静顺之纪。何谓天符？如木运上见厥阴，运与司天合也。何谓岁会？如木运临寅卯、火运临巳午，运与年辰合也。何谓太一天符？火运上见少阴，年辰临午之类。至于同天符、同岁会，以太过下加而然。如木运太过，下加厥阴，曰同天符；火运不及，下加少阴、少阳之类，曰同岁会。《素问·六微旨大[2]论》曰：天符为执法，岁位为行令，太一天符为贵人。邪之中执法者，其病速而危；中行令者，其病徐而持；中贵人者，其病暴而死。惟有

1　雷：此字疑误。《古今医统大全》卷五《论主气》，此句云："有暴风疾雨迅雷飘电之变"。供参考。

2　大：原脱。据《素问·六微旨大论篇》补。

岁气之平，天地之气得其中，则民无灾变。然灾变之异，固自前五者而然。又有所谓胜复而致变者，如木运不及则金胜，火为木之子，复能胜金，则肺反受邪；土运不及则木胜，金为土之子，复能胜木，则肝反受邪。如是之类，是谓胜复之作，子为母复仇也。

何谓化气？如甲己化土，以甲己起丙寅，数至戊辰，辰为龙，龙有变化之象，戊为土，故甲己化土。余仿此。何谓正化、对化？玄珠曰：六气分正化、对化，厥阴正司于亥，对化于巳；少阴正司于午，对化于子；太阴正司于未，对化于丑；少阳正司于寅，对化于申；阳明正司于酉，对化于卯；太阳正司于戌，对化于辰。正司化令之实，对司化令之虚。为医之道，须明运气，运气之旨，有太过，有不及，有阴阳相乘，有胜有复。若夫脉与气应则平，故曰：从其气则和，违其气则病。然有未至而至、至而不至，难以一言括，在乎参之而已。

是书也，盖本《素问》《灵枢》及《运气论奥图说》，后以广平程氏括例类编归一，扩而充之，增入精微指要，至于胜复论，新详注解备载。逐日司天加临民病，一遵仲景方法治之。兹特论其大略云。

运气起例歌

五运歌

甲己土运乙庚金，丁壬木运尽成林。

丙辛水运分清浊，戊癸南方火焰侵。

六气歌

子午君火是少阴，丑未湿土太阴临。

寅申少阳相火位，卯酉阳明属燥金。

巳亥厥阴风木是，辰戌太阳寒水侵。

天地六气自然数，支上排轮仔细寻。

逐年五运歌

大寒木运始行初，清明前三火运居。

芒种后三土运是，立秋后六金运推。

立冬后九水运伏，周而复始万年如。

逐年六气歌

大寒厥阴气之初，春分君火二之隅。

小满少阳分三气,太阴大暑四相呼。

秋分阳明五之位,太阳小雪六之余。

逐年主气歌

初气逐年木主先,二君三相火排连。

四来是土常为主,五气金星六水天。

逐年客气歌

每年退二是客乡,上临实数下临方。

初中六气排轮取,主客兴衰定弱强。

五运受病起例歌

甲己化土未为期,乙庚金运酉中知。

丙辛水运从子上,丁壬木运卯中随。

戊癸火运元居午,五运皆同旺处推。

丑命生人子日病,顺数见午少阴居。

右具运气起例歌七。

运气加临棺墓手经指掌图

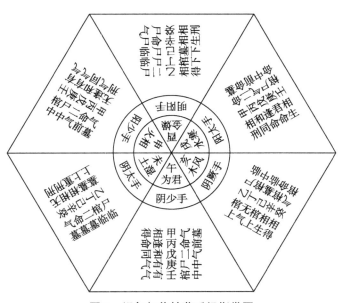

图7　运气加临棺墓手经指掌图

运气加临棺墓足经指掌图

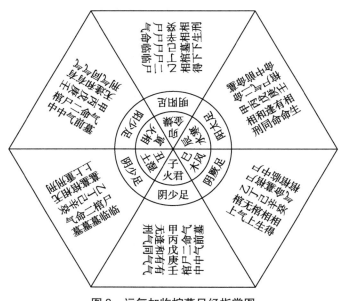

图 8　运气加临棺墓足经指掌图

棺墓名例

甲己墓土,乙庚尸金,丙辛命水,丁壬棺木,戊癸气火。

二[1] 木棺中无气,木火棺中有气,木土棺临墓上,木金尸临棺下,木水棺命相生。

二火二气和同,火木气棺相得,火土气墓无刑,火金尸气相刑,火水气前逢命。

二土两墓相重,土木墓临棺上,土火气墓相得,土金尸临墓下,土水墓命相刑。

二金二尸相得,金木尸临棺上,金火尸中有气,金土尸临墓土,金水尸中有命。

二水两命和同,水木棺命相生,水火命前逢气,水土命墓相刑,水金命尸相生。

1　二：原作"一"。据下文文义改。

棺墓总例歌

木土棺临墓上知，尸临墓下土金归。

二木棺中无气止，金水尸中有命随。

火水气前逢命者，金火尸中有气微。

木火棺中生有气，尸临棺下木金危。

水火命前逢气可，土木逢之不可推。

墓临棺上多应死，尸临棺下救时迟。

金土尸来临墓上，病人危困不须疑。

尸向棺头金木位，患家犹自好求医。

五虎元建歌

甲己日干起丙寅，乙庚之日戊寅真。

丙辛却从庚上数，丁壬壬字顺行程。

戊癸元知寻甲起，五虎建元贯古今。

棺墓起例诀

假如辰年生人，甲子日得病，子日阳支，从前第三位寅上，加年命辰字，顺数至司天子上见寅，寅系足少阳火，将此火为用，又以五虎元建甲日起丙寅，亦顺数至子上见丙，丙化水，火为气，水为命，此乃有气有命，其人虽病不死。又如亥年生人，癸丑日得病，丑日阴支，从前第五位巳上，加年命亥字，顺数至司天丑上见未，未系乎太阴土，将此土为用，又以癸日起甲寅，亦顺数至丑上见乙，乙化为金，土为墓，金为尸，是为尸临墓下，其人得病，必至于死也。

五运时行民病脉病图

五运六气，乃天地阴阳运行升降常道也。天有六气，人以三阴三阳而上奉之；地有五行，人以五藏五府而下应之。五运流行，则有太过不及；六气升降，则有逆从胜复。凡不合于德化政令者，则有灾眚，皆随人藏气为病，谓之时气，与感冒、中伤、天行疫疹不同。前圣知天地有余不足，违戾之气，民病所感，各以五味所胜调和，以平为期。

丁壬岁气木化图

六丁　　　天时，岁气。燥气乃行，生气不政，凉雨时至，风雪并兴，草木晚荣，物秀而实。

岁木不及　　地气，民病。肝木受邪，病则胠胁满、小腹痛、肠鸣涌泄；肺金胜肝木，火为木子，来复克金，反寒湿、疮疡痈肿、咳血。

六壬　　　天时，岁气。风气流行，生气淳化，万物以荣，其变震拉摧拔。

岁木太过　　地气，民病。脾土受邪，病飧泄、食减、体重、肠鸣腹痛、胁满；肝木克脾土，金为土子，来复能胜木，反胁痛而吐甚，冲阳者，死。

戊癸岁气火化图

六戊　　　天时，岁气。阴气内化，其变则炎烈沸腾。

岁火太过　　地气，民病。肺金受邪，发疟、少气喘咳、血溢泄泻、胸胁满、身热、背脊骨痛；心火克肺金，水为金子，来复能胜火，反任妄咳血、泄泻，甚则太渊绝，死。

六癸　　　天时，岁气。寒乃盛行，火令不政，物生不长，阳气屈伏，蛰虫早藏。

岁火不及　　地气，民病。心火受[1]邪，胸胁肩背痛、郁冒暴瘖、臂痛；肾水胜心火，土为火子，来复能克肾，反寒中泄注、腹痛挛痹。

甲己岁气土化图

六甲　　　天时，岁气。雨湿流行，至阴内实，物化充成，其变震惊飘骤崩溃。

岁土太过　　地气，民病。肾水受克，腹胀清厥，体重，甚则中满、足痿脚痛、四肢不举；脾土克肾水，木为水子，来复克土，反溏泄，甚则太溪绝者，死。

六己　　　天时，岁气。风寒大作，雨乃愆期，草木秀而不实。

岁土不及　　地气，民病。脾土受邪，飧泄霍乱、体重腹痛、肌骨瞤酸；肝木[2]克脾土，金为土子，来复克木，反胸胁暴痛，下引小腹。

乙庚岁气金化图

六乙　　　天时，岁气。炎火[3]盛行，生气乃用，燥石流金。

岁金不及　　地气，民病。肺金受邪，背肩脊重、衄血、血便注下；心火克肺金，水为金子，来复能胜火，反心胸顶痛、发热口疮。

六庚　　　天时，岁气。燥行，天气洁，池气明，汤气随阴，肃杀凋零。

1　受：原误作"大"。据《素问·气交变大论篇》改。

2　木：原误作"土"，据《素问·气交变大论篇》改。

3　火：原脱。据《素问·气交变大论篇》补。

岁金太过　　地气，民病。肝木受邪，腹胁痛引小腹、目赤身重、耳聋，甚则喘逆、肩背足脉痛；肺金克肝木，火为木子，复克金，反心痛、胸胁痛、咳逆、太冲绝，死。

丙辛岁气水化图

六丙　　　　天时，岁气。天地寒凝，其变冰霜雪雹。

岁水太过　　地气，民病。心火受邪，热燥阴厥，甚则腹胀、胫肿、喘咳；肾水克火，脾为火子，来复克水，反溏泄，甚则神门绝者，死。

六辛　　　　天时，岁气。水泉减，草木茂。

岁水不及　　地气，民病。肾水受邪，肿重泄泻、腰膝痛、阴厥肘肿、肾气不行；脾土克水，木为水子，来复克土，反面色时变、筋肉瞤瘛、心膈痛。

六气时行民病脉病图

夫阴阳升降，在天在泉，上下有位，左右有纪，地理之应，标本不同。气应异象，逆顺变生，太过不及，悉能病人，皆天气运动之所为也。但推之历日，依节交气，此乃地之阴阳静而守位者，常为每岁之主气，曰地气，又曰本气。其寒、暑、燥、湿、风、火者，六气之常纪也。气应之不同者，又有天之阴阳动而不息者，轮行而居主气之上，曰天气，又曰客气，乃行岁中天命。其所至，则又有寒、暑、燥、湿、风、火之化。主气则只奉客之天命，客胜则从，主胜则逆，二者有胜而无复矣。今先次地理本气，然后以天气加临为标，随气主治，则悉见病源矣。后具地理本气图一、天气本气图六。

本气图

大寒至春分　　厥阴风木为一主气，风气流行，万物发生。

春分至小满　　少阴君火为二主气，君德之象，不司炎暑。

小暑至大暑　　少阴相火为三主气，暑化用事，炎暑乃行。

大暑至秋分　　太阴湿土为四主气，湿化用事，云雨蒸湿。

秋分至小雪　　阳明燥金为五主气，燥化用事，清凉乃行。

小雪至大寒　　太阳寒水为六主气，寒化用事，严凝乃行。

凡一气所管，六十日八十七刻半，上以天之六气临御，观其逆从，以药调和，使上下合德，无相夺伦，此天地之纪纲、变化之渊源，不可不深明之。盖天气始于少阴，终于厥阴。《经》曰：少阴所谓标，厥阴所谓终也。地气始于厥阴，终于太阳。《经》曰：显明之右，君火之位者，其绪是也。所谓六气之原则同,六气之绪则异。不同之绪,乃天真、坤元二气相因而成也。

辰戌岁气寒化图

太阳司天

初气　　少阳火加厥阴木　　天时:气早暖,瘟疫至。民病:身热头疼,呕吐,肌奏疮疡。

二气　　阳明金加少阴火　　天时:天凉,及至火气遂抑。民病:气郁,中满,风肿。

三气　　太阳水加少阳火　　天时:寒热不时,热争,冰雹。民病:痈疽注下,心闷吐利。

四气　　厥阴木加太阴土　　天时:风湿交争,风雨摧拔。民病:大热,足痿,赤白成痢。

五气　　少阴火加阳明金　　天时:湿热而寒,客行主令。民病:血热妄行,肺气痈。

太阴在泉

终气　　太阴土加太阳水　　天时:湿令行,凝[1]阴寒雪冷。民病:孕死,脾湿,肺肚,肾衰[2]。

治用　　甘温以平水,酸苦以补火,抑其运气,扶其不胜。

卯酉岁气燥化图

阳明司天

初气　　太阴土加厥阴木　　天时:阴凝气肃,水乃冰寒。民病:热胀浮肿,呕吐,小便赤淋。

二气　　少阳火加少阴火　　天时:凉风间发,大热早行。民病:疫病大至,善暴死。

三气　　阳明金加少阳火　　天时:燥热交合,凉风间发。民病:上逆下冷,疟利心闷。

四气　　太阳水加太阴土　　天时:早秋寒雨寒物。民病:暴仆妄言,心痛,疟痿,便血。

五气　　厥阴木加阳明金　　天时:春令反行,草木盛生。民病:气和热行,面浮上壅。

太阴在泉

终气　　少阴火加太阳水　　天时:气候反温,蛰虫出。民病:大[3]邪温毒,季春发疫。

治用　　咸寒以抑火,辛苦以助金,汗之、清之、散之,安其运气。

1　凝:原作"疑",据《素问·六元正气大论篇》改。

2　肺肚肾衰:《仁斋直指方》卷三《运气证治》作"肺旺肝衰"。供参考。

3　大:《素问·六元正气大论篇》作"伏"。

寅申岁气火化图

少阳司天

初气　少阴火加厥阴木　　天时：热风伤人，时气流行。民病：血溢，目赤，血崩，胁满。

二气　太阴土加少阴火　　天时：时雨至，火反郁。民病：热郁，咳逆，呕吐，头疼。

三气　少阳火加少阳火　　天时：暴热，湿化大旱。民病：聋瞑，血溢，喉痹，目赤。

四气　阳明金加太阴土　　天时：凉风至，炎暑未去。民病：身重中满，脾寒泄泻。

五气　太阳水加阳明金　　天时：阳去寒来，雨降木凋。民病：骨痿，目赤痛。

厥阴在泉

终气　厥阴木加太阳水　　天时：地气正寒，雨生鳞虫。民病：关节不禁，心痛。

治法[1]　咸寒平其上，辛温治其内，酸渗之、泄之、渍之、发之。

丑未岁气温化图

太阴司天

初气　厥阴木加厥阴木　　天时：大风发荣。民病：血溢，筋强，关节不利，身重筋痛。

二气　少阴火加少阴火　　天时：大火行令，湿蒸相搏，瘟疫盛行。民病：远近感若。

三气　太阴土加少阳火　　天时：雷雨电，地气腾，湿气降。民病：身重，胕肿，胸满。

四气　少阳火加太阴土　　天时：炎热沸腾，湿化不流。民病：腠理热，血溢，疟胀，浮肿。

五气　阳明金加阳明金　　天时：大凉，霜早降，寒及体。民病：皮肤寒。

太阳在泉

终气　太阳水加太阳水　　天时：大寒凝冽。民病：关节禁固、腰脽痛。

治用　酸以平其上，以苦燥之，温之，甚则发泄之。

子午岁气热化图

少阴司天

初气　太阳水加厥阴木　　天时：寒风切冷，霜雪水冰。民病：关节禁固，腰痛，疮疡。

1　法：据上下文，此字当作"用"。

二气　　厥阴木加少阴火　　天时：风雨时寒。民病：淋，气郁于上而热，令人目赤。

三气　　少阴火加少阳火　　天时：大火行，热气生。民病：淋，气郁于上而热，令人目赤。

四气　　太阴土加太阴土　　天时：大雨时行，寒热互至。民病：寒热，嗌干黄瘅，鼽衄饮发[1]。

五气　　少阳火加阳明金　　天时：温气乃至，初冬尤暖。民病：康安，伏邪，于春为疟。

阳明在泉

终气　　阳明金加太阳水　　天时：燥寒劲切，火尚恣毒，寒暴至。民病：上肿，咳喘，血逆。

治用　　咸以平其上，苦热以治其内，咸以软之，苦以发之，酸以收之。

巳亥岁气风化图

厥阴司天

初气　　阳明金加厥阴木　　天时：寒始肃杀，气方至。民病：寒居右胁，气滞肾虚。

二气　　太阳水加少阴火　　天时：寒不去，霜雪冰，杀气施化。民病：热中，气血不升降。

三气　　厥阴木加少阳火　　天时：风雨大作，雨生羽虫。民病：泪出，耳鸣，掉眩。

四气　　少阴火加太阴土　　天时：热气反用，暴雨溽湿。民病：心受邪，黄疸，胕肿。

五气　　太阴土加阳明金　　天时：燥湿更胜，风雨乃行。民病：寒气及体，风湿为疟。

少阳在泉

终气　　少阳火加太阳水　　天时：畏火司令，阳乃火化。民病：瘟疠，心肾相制。

治用　　辛凉平其上，咸寒调下。畏火之气，无妄犯之。

1　热互……饮发：凡十五字原脱。此处原文文义中断，据《素问·六元正气大论篇》补出。

卷 之 三

钱塘　陈谏直之　类集

诊候六脉入式图

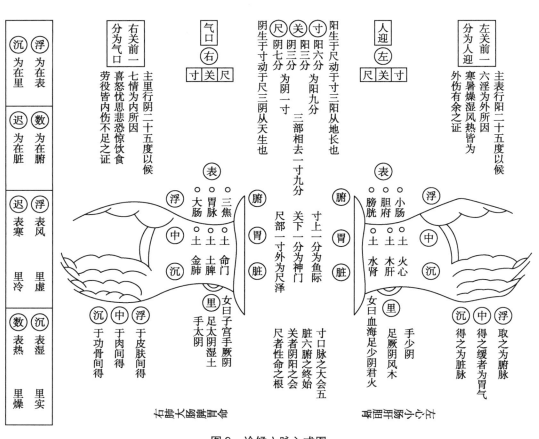

右 沉 浮
 为 为
 里 表 在
 里

 迟 数
 为 为
 在 在
 脏 腑

 迟 浮
 表 表
 寒 风

 里 里
 冷 虚

 数 沉
 表 表
 热 湿

 里 里
 燥 实

右关前一
分为气口
主里行阴二十五度以候
喜怒忧思悲恐惊饮食
七情为内所因
劳役皆内伤不足之证

气口
（右）
寸 关 尺

阳生于尺动于寸三阳从地长也
阴生于寸动于尺三阴从天生也
寸 阳六分 为阳九分
关 阴三分 阳三分
尺 阴七分 为阴一寸
三部相去一寸九分
尺部一寸外为尺泽

人迎
（左）
尺 关 寸

左关前一
分为人迎
主表行阳二十五度以候
寒暑燥湿风热皆为
外伤有余之证

（表）
○ ○ ○
浮 大肠 胃脉 三焦
中 土 土 土
沉 金肺 土脾 命门

（里）
女曰子宫手厥阴
足太阴湿土
手太阴

沉 中 浮
于 于 于
功 肉 皮
骨 间 肤
间 得 间
得 得

寸上一分为鱼际
关下一分为神门
寸口脉之大会五
脏六腑之终始
关者阴阳之会
尺者性命之根

（腑）
（胃）
（脏）

（表）
○ ○ ○
膀胱 胆府 小肠
土 土 土
水肾 木肝 火心

（里）
女曰血海足少阴君火
足厥阴风木
手少阴

沉 中 浮
得 得 取
之 之 之
为 为 为
脏 胃 腑
脉 气 脉

（腑）
（胃）
（脏）

浮 中 沉
得 得 取
之 之 之
为 为 为
脏 胃 腑
脉 气 脉

图9 诊候六脉入式图

三部九候图

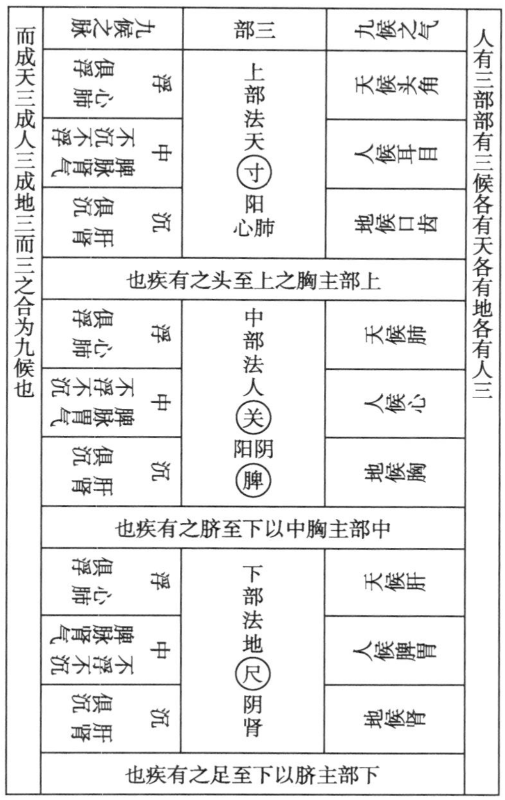

九候之脉	三部	九候之气	人有三部部有三候各有天各有地各有人三
浮俱心肺　中不腑俱气近骨　沉俱肝最骨	上部法天（寸）阳心肺	天候头角　人候耳目　地候口齿	
上部主胸之上至头之有疾也			
浮俱心肺　中不腑俱气近骨　沉俱肝最骨	中部法人（关）阳阴（脾）	天候肺　人候心　地候胸	
中部主胸中以下至脐之有疾也			
浮俱心肺　中腑不与气近骨　沉俱肝最骨	下部法地（尺）阴肾	天候肝　人候脾胃　地候肾	
下部主脐以下至足之有疾也			

而成天三成人三成地三而三之合为九候也

图 10　三部九候图

脉候损至图

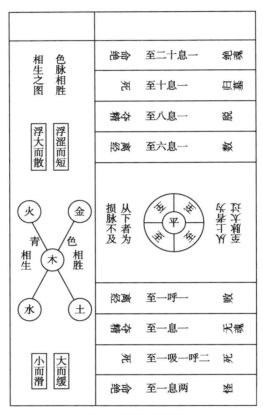

图 11　脉候损至图

脉 诀 撮 要

七表脉：浮、芤、滑、实、弦、紧、洪。

八里脉：微、沉、缓、涩、迟、伏、濡、弱。

七表：

浮按不足举有余，芤脉中虚两畔居。滑脉如珠中有力，实形幅幅与长俱。

弦如始按弓弦状，紧若牵绳缚索初。洪举按之皆极大，此为七表腑同途。

八里：

微来如有又如无，沉举都无按有余。迟缓息间三度至，濡来散止细仍虚。

伏须切骨沉相似，弱软而沉指下图。涩脉如刀轻刮竹，分明八里脏同居。

寸口表里

寸浮中风头发痛，芤主积血在胸中。滑必知其多呕逆，实生寒热是其踪。

弦处胸门生急痛，洪来热闷入心宫。微脉苦寒并痞逆，沉寒痰饮在心胸。

缓多背项肩疼痛，涩见胃气血痹风。迟为心胁多寒气，伏则胸堂积气攻。

濡定汗多兼气弱，弱虚阳道汗溶溶。紧头痛至心胸满，表里方知寸口穷。

关中表里

关浮虚胀仍飧泄，脉芤有血随大便。次滑胃寒多呕逆，逢实腹满如鼓然。

若弦中冷小腹痛，若紧还知心痛缠。大洪脾热加呕逆，才微心冷气相连。

或沉中脘有虚积，缓即筋疼脏毒鲜。见涩血败多脾痛，如迟不食吐寒涎。

遇伏水气并溏泄，在濡中州虚冷焉。又弱胃中有虚热，表里须知关脉全。

尺中表里

尺脉浮时涩大肠，肾衰芤即血便黄。便赤滑经血不利，赤涩实尿无禁防。

阴位弦兮为脉痛，绕脐紧急痛难当。尿便洪甚皆有血，血小微微下痢溏。

肿则沉迟寒数热，脉来缓者气风僵。腹冷涩时小便数，白浊迟迟寒在肠。

关后伏冷疝瘕食，不虚濡见补为良。气小弱时虚热发，尺中表里得其详。

九道脉： 长、短、虚、促、结、代、牢、动、细。

九道

长脉舒长最有余，短而短小无至数。虚脉便与濡脉同，促乃来数时一住。

结为脉缓时不来，代比结促散难聚。牢如实脉又坚长，动似滑兮细微似。

外因

紧则伤寒肾不移，居因伤暑向心推。涩缘伤燥须观肺，细缓伤湿更看脾。

浮则伤风肝即应，弱而伤热察心知。外因但把人迎审，细别六淫皆可医。

内因

喜则伤心脉必虚，思伤脾脉结中居。因忧伤肺脉必涩，怒气伤肝脉定濡。

恐伤于肾脉沉是，缘惊伤胆动相胥。脉紧因悲伤心络，七情气口内因之。

不内外因

劳神役虑爱伤心，虚涩之中子细寻。劳役阴阳每伤肾，须因脉紧看来因。

房帏任意伤心络，微涩脉中细忖度。疲剧筋力要伤肝，子细思量脉弦弱。

饥则缓弦脾受伤，若还滑实饱无疑。叫呼伤气须损肺，燥弱脉中岂能避。

能通不内不外因,生死吉凶都在是。

六极

雀啄连来三五啄,屋漏半日一点落。弹石来硬寻即散,搭指散乱真解索。鱼翔似有一似无,虾游静中跳跃[1],寄语医家子细看,六证见一休下药。

脉诀赋[2] 西晋王叔和撰

欲测疾兮,死生须详,脉兮有灵。左辨心肝之理,右察脾肺之情,此为寸关所主。肾即两尺。分并三部,五藏易识,七诊九候难明。昼夜循环,荣卫须有定数;男女长幼,大小各有殊形。复有节气不同,须知春夏秋冬。建寅卯月兮木旺,肝脉弦长以相从。当其巳午,心大而洪;脾属四季,迟缓为宗。申酉是金为肺,微浮短涩宜逢。月临亥子,是乃肾家之旺;得其沉细,各为平脉之荣。既平脉之不衰,反见鬼兮命危;儿扶母兮瘥速,母抑子兮退迟。得妻不同一治,生死仍须各推。假令春得肺脉为鬼,得心脉乃是肝儿。肾为其母,脾则为妻。春得脾而莫疗,冬见心而不治;夏得[3]肺而难瘥,秋得肝亦何疑。此乃论四时休旺之理,明五行生克之仪。举一隅而为例,则三隅而可知。按平弦而若紧,欲识涩而似微。浮芤其状,相反沉伏,殊途同归。洪与实而形同仿佛,濡与弱而性带依稀。先辨此情,后论其理。更复通于药性,然后可以为医。既已明其三部,须知疾之所有。寸脉急而头痛,弦为心下之咎,紧是肚痛之征,缓即皮顽之候。微微冷入胸中,数数热居胃口。滑主壅多,涩而气少。胸连胁满,只为洪而莫非;膊[4]引背疼,缘是沉而不谬。更过关中,浮缓不餐。紧牢气满,喘急[5]难痊。弱以数兮胃热,弦以滑兮胃寒。微即心下胀满,沉兮膈上吞酸。涩即宜为虚视,沉乃须作实看。下重缘濡,女委散疗之在急;水攻因伏,牵牛汤泻则令安。尔乃尺中脉滑,定知女经不调;男子遇此之候,必

---

1 虾游静中跳跃:本节均为七言韵文,惟此句仅有六字,疑脱一字。

2 脉诀赋:原题王叔和撰,实际当为后人托名。此赋很短,没有单行本,现可见者,均为其他书所引。

3 得:原误作"而"。据《俗解脉诀大全》卷一引《脉赋》改。

4 膊:原误作"揽"。据《俗解脉诀大全》卷一引《脉赋》改。

5 急:原脱。据《俗解脉诀大全》卷一引《脉赋》补。

主小腹难消。伏脉谷兮不化，微即肚痛无慄。弱缘胃热上壅，迟是寒于下焦。胃冷呕逆涩候，腹胀阴疝弦牢。紧则痛居其腹，沉乃疾在其腰。濡数浮芤皆主[1]小便赤涩，细详如此之候何处难逃。若问女子何因，尺中不绝，胎脉方真。太阴洪而女孕，太阳大是男娠。或遇俱洪，而当双产。此法推之，其验若神。月数断之，各依其部。假令中冲若动，此乃将及九旬。患者要知欲死，须详脉之动止。弹石劈劈而又急；解索散散而无聚。雀啄顿[2]木而又住，屋漏将绝而复起。虾游冉冉而进退难寻，鱼跃蹭蹭而迟疑掉尾。嗟呼！遇此之候，定不能起，纵有九丹，天命而已。复有困重沉沉，声音劣劣，寸关虽无，尺犹不绝，往来息均，踝中不歇，如此之流，何忧殒灭？经文具载。树无叶而有根，人困如斯，垂死乃当更治。

手 足 经 图

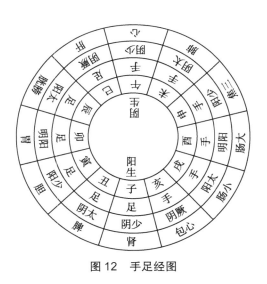

图12　手足经图

手 足 经 论

　　《经》曰"五藏十二节，皆通乎天气"者，乃论手足经三阴三阳也。其十二

1　主：原误作"土"。据《俗解脉诀大全》卷一引《脉赋》改。

2　顿：原误作"顿"。据《俗解脉诀大全》卷一引《脉赋》改。

经外循身形，内贯藏府，以应十二月，即十二节也。五藏为阴，六府为阳，一阴一阳，乃为一合，即六合也。

夫少阴之经，主心与肾二藏者。盖心属火，而少阴冬脉，其本在肾。又君火正司于午，对化于子，是以肾藏亦少阴主之。肾非全水，石属命门火，五藏为阴，不可言阳，水随肾至，故太阳为府，则手太阳小肠、足太阳膀胱也。

太阴之经，主脾与肺二藏者。盖脾属土，而太阴阴脉在肺。又土生金，子随母居，故肺太阴主之。金随肺至，故阳明为府，则手阳明大肠、足阳明胃也。

厥阴之经，主肝与心包络二藏者。盖肝属木，又木生火，子随母居，故心包厥阴主之。火随心包而至，故少阳为府，则手少阴三焦、足少阳胆也。

其手足经者，乃手经之脉自两手起，足经之脉自两足起。以十二辰言之，盖阴生于午，阴上生，故曰手经；阴生于子，阳下生，故曰足经。手足经所以纪上下也。又心、肺、心包在上，属手经；肝、脾、肾在下，属足经。亦其意也。藏府同为手足经，乃一合也。心包非藏也，三焦非府也，《经》曰：膻中者，臣使之官，喜乐出焉。在胸，主两乳间，为气之海，然心主为君。三焦者，决渎之官，水道出焉。三焦有名无形，上合于手心主，下合右肾，主谒道诸气，名为使者。共为十二经，是以《经》曰：阴阳者，数之可十，推之可百；数之可千，推之可万。万之大，不可胜数，然其要一也。虽不可胜数，然其要妙，以离合推步，悉可知之。

十二经脉始终

寅，手太阴肺，始于中焦，终于次指内廉，出其端。卯，手阳明大肠，始于大指、次指之端，终于上，挟鼻孔。辰，足阳明胃，始于鼻，交頞中，终于入大指间，出其端。巳，足太阴脾，始于大指之端，终于注心中。午，手少阴心，始于心中，终于循小指之内，出其端。未，手太阳小肠，始于小指之端，终于抵鼻，至目内眦，斜络于颧。申，足太阳膀胱，始于目内眦，终于小指内侧，出其端。酉，足少阴肾，始于小指之下，终于注胸中。戌，手厥阴心包，始于胸中，终于循小指、次指，出其端。亥，手少阳三焦，始于小指、次指之端，终于至目兑眦。子，足少阳胆，始于目兑眦，终于小指、次指，循大指内，出其端，贯爪甲，出三毛。丑，足厥阴肝，始于大指聚毛之上，终于注肺中。手之三阳，从手走头，足之三阳，从头走足，是高能接下也；足之三阴，从足走腹，手之三阴，从腹走手，是下能趋上也。

奇经八脉始终

　　冲脉为阴脉之海，始于气冲，上行通谷幽门，至胸中而散，皆足少阴之经也；督脉为阳脉之海，始于下极之俞，由会阴历长强，循脊中上行至大椎，与手足三阳之脉交会，上至瘖门[1]，与阳维会，至百会与太阳交会，下至鼻柱人中，与阳明交会。任脉始于中极之下曲骨穴，由会阴而行腹，终于承浆。以上三脉，皆起于会阴，盖一源而分三岐也。

　　带脉始于季胁下一寸八分，回身一周，如束带然。阳跷脉起于足跟中申脉穴，循外踝而行也；阴跷脉亦始于跟中照海穴，循内踝而行。跷者，捷也，二脉皆起于足，故取跷捷之义。阳维脉所发，别于金门，以阳交为郄，与手足太阳及跷脉会于臑俞，与手足少阳会于大胶[2]及会肩井，与足少阳会于阳白，上本神、临泣、正营、脑空下，至风池与督脉会于风府、哑[3]门，此阳维之起于诸阳之会也。阴维[4]之郄曰筑宾，与足太阴会于腹哀、大横，又与足太阴、厥阴会于府舍、期门，又与任脉会于天突、廉泉，此阴维起于诸阴之交也。维者，络也，阳维、阴维络于身，为阴阳之维网也。

1　瘖门：即哑门，宋以前多用此名。

2　大胶：無此穴名，疑爲"天髎"之誤。

3　哑：原作"痖"。同"哑"，据改。

4　阴维：此后原衍"阳维"二字。《针灸大成·奇经八脉》云："脉气所发，阴维之郄，名曰筑宾。"据删。

卷 之 四

钱塘　陈谏直之　类集

中　风　门

中风论

人有卒暴僵仆，或偏枯，或四肢不举，或不知人，或死，或不死者，皆曰中风也。盖风为百病之始，善行而数变无常，若使人之元气强壮，荣卫和平，腠理致密，外邪焉能为害？或因七情饮食劳役，致真气先虚，荣卫空疏，风邪乘虚而入。中脉则口眼㖞斜，中腑则肢体废，中脏则性命危矣。有治须少汗，亦宜少下，多汗则虚其卫，多下则损其荣。治宜在经，虽有汗、下之戒，而有中脏、中腑之分。中腑者宜汗之，中脏者宜下之，然亦不可太过。汗多则亡阳，亡阳则损其气；下多则亡阴，亡阴则损其形。初谓表里不和，须汗下之，表里已和，是宜治之在经。其中腑者，多着四肢，有表证而脉浮，恶风，恶寒，拘急不仁，或中身之后、身之前、身之侧，皆曰中腑也，其治多易。中脏者，多滞九窍，唇吻不收，舌不转而失音，鼻不闻香臭，耳聋而眼瞀，大小便秘结，或眼合，直视摇头，手撒口开，遗溺，鼻鼾，痰如拽锯，汗缀如珠，皆曰中脏也，中脏者多致不治。六腑不和，留结为痈，五脏不和，九窍不通，无此乃在经也。初证既定，宜以大药养之，当顺时令而调阴阳、安腑脏而和荣卫，少有不愈者也。大抵中腑者，多兼中脏之证，至于舌强失音，久服大药，亦能自愈。又以气中，其证与中风相似，但风中多痰涎，气中口中无涎。治之之法，调气为先。如中风若作中气[1]，治之十愈八九；中气若作中风，治之十无一生。治风之法，初中[2]之即当顺气，及日久，即当活血，此古今不易之理。

近代刘河间曰[3]：中风者，非谓肝木之风，实甚而卒中之，亦非外中于风，由乎将[4]息失宜，心火暴甚，肾水虚衰，不能制之，则阴虚阳实而热气怫[5]郁，心神昏冒，筋骨不用而卒倒无所知也。李东垣曰：中风者，非[6]外来风邪，乃本气病也。人年气衰，或因忧喜忿怒伤其气者，多[7]有此疾。朱丹溪曰：西北气寒，

1　中气：原缺损脱文。据《普济方》卷三百十六《妇人诸疾门》“中风”总论补。
2　初中：原缺损脱文。据文义补。
3　间曰：原缺损脱文。据《溯洄集·总论》补。
4　乎将：原缺损脱文。据《溯洄集·总论》补。
5　气怫：原缺损脱文。据《溯洄集·总论》补。
6　非：原缺损脱文。据《溯洄集·总论》补。
7　多：原缺损脱文。据《溯洄集·总论》补。

为风所中，诚有之矣。东南气温而地多湿，有风病者，非风也，皆湿土生痰，痰生热，热生风也。三子之论，一主乎火，一主乎气，一主乎湿，反以风为虚象，而有异于昔人《内经》之所论矣。若以三子为是，则三子未出之前，固有从昔人而治愈者矣；以昔人为是，则三子已出之后，亦有从三子而治愈者矣。是知昔人、三子之论皆不可偏废。但三子以相类中风之病视为中风而立论，殊不知因于风者，真中风也，因于火、因于气、因于湿者，类中风而非中风也。人辨之为风，则从昔人以治，辨之为火、气、湿，则从三子以治，庶乎析理明而用法当矣。东南气温，人患中风者固少，实未尝绝无也。多见今之人，一拘于东南无中风之言，虽遇真中风，概以气、痰治之，而不敢投以真中风之剂，甚非所宜。况真中风者，其六经之形证已显然可验，人得此疾，虽多不救，若能以中风之药，如续命等汤以治之，万一可以死中求生。而彼概以痰、气治之者，亦未见其能有济也，高明者察之。

又曰：肥人中风者，以其气盛于外而歉于内，肺为出入之道，肥者气必急，气急必肺邪盛。肺金克木，胆为肝之府，故痰涎壅盛。所以治之必先理气为急，气顺则痰消，徐理其风，庶可收效。子和用三法，如的系邪气卒中，痰盛实热者，可用，否则不可轻易也。

小续命汤　歌云：续命麻黄官桂芎，人参附子杏防风，黄芩芍药甘防己，去湿除风大有功。

治卒暴中风，不省人事，渐觉半身不遂，口眼㖞斜，一切诸风。

防己　白芍药　肉桂去皮　黄芩　杏仁去皮、尖，炒　人参　川芎　甘草炙　麻黄去节，各一两　防风一两五钱　附子炮，去皮、尖，五钱

右为细末。每服五钱，姜五片、枣一枚、水一盏半，煎取八分，食前服。

防风汤　歌云：防风汤用石膏参，升独麻黄志去心，防己秦艽并芍草，当归白术夏黄芩。

治风虚发热，项背拘急，肢节不随，恍惚狂言，不自觉悟者。

秦艽　独活　麻黄去节　半夏汤泡　防风各二两　升麻　防己　白术　石膏煅　白芍药　黄芩　甘草　当归　远志去心　人参各一两

右每服四钱，水二钟、生姜五片，煎取八分，食后、临卧热服。

清神散　歌云：清神散入石膏辛，羌活檀香薄荷[1]匀，参及防风荆芥穗，风痰壅塞总无侵。

1　薄荷：原作"薄苛"，统改为"薄荷"。后同径改。

消风化痰，头目眩晕，面热脑疼，鼻塞声重，口眼㖞动，颈项紧急。

檀香　人参　羌活　防风各五两　薄荷　荆芥穗　甘草各十两　石膏　细辛各二两五钱

右为细末。食后，白滚汤调服。

乌药顺气散　歌云：乌药顺气草麻黄，枳壳陈皮共白姜，桔梗僵蚕芎白芷，驱风顺气效非常。

治男女一切风气攻疰，四肢骨节疼痛，遍身顽麻，头目旋晕。

麻黄去根、节　陈皮　乌药各八分　白僵蚕炒　川芎　枳壳炒　甘草炙　白芷　桔梗各六分　干姜炮，三分

右用水二钟、姜三片、枣一枚，煎取七分，食远服。

大醒风汤　歌云：醒风全蝎草，附子与防风，南星川独活，姜服有神功。

治中风，痰涎壅盛，手足搐搦，半身不遂及历[1]节疼痛，筋脉挛急。

南星一钱五分　防风六分　独活　附子生用，去皮、脐　全蝎微炒　甘草各五分

右为一服，水二钟、生姜五片，煎取八分，不拘时候温服。

防风通圣散　歌云：防风通圣大黄硝，芎芍归芩滑石膏，白术山栀荆芥桔，麻黄甘草薄连翘。

治一切风热，头目昏痛，肢体烦疼，喘满唾粘，口苦咽干，肠胃结燥。

防风　川芎　当归　芍药　大黄　芒硝　连翘　薄荷　麻黄各五钱　石膏　桔梗　黄芩各一两　甘草二两　滑石三两　白术　山栀　荆芥各五钱

右为粗末。每服一两，姜三片、水二钟，煎取八分，去滓服。

大秦艽汤　歌云：秦艽汤用石膏芎，独活归芩芍芷风，白术草羌生熟地，细辛知母茯苓同。

治中风，外无六经之形证，内无便溺之阻隔，知血弱不能养筋，故手足不能运，口强不能言，宜养血而筋自荣。

秦艽　石膏各二两　甘草　川芎　当归　白芍药　羌活　独活　防风　生地黄　黄芩　白芷　白术　熟地黄　茯苓各一两　细辛五钱

右㕮咀。每服一两，姜五片，水煎温服。春夏加知母。如脉弱，减石膏，加人参。

---

1 历：原误作"病"。据《太平惠民和剂局方》卷一《治诸风》"大醒风汤"改。

导痰汤　歌云：导痰汤用夏南星，枳实陈皮甘草并，更入茯苓姜十片，消痰通隔效为灵。

治痰涎壅盛，胸膈痞塞，语言蹇涩，口眼㖞斜。

半夏姜制，二钱　南星炮　陈皮去白　枳实麸炒　赤茯苓　甘草炙，各一钱

右水二钟、姜十片，煎取八分，食后温服。

当归拈痛汤　歌云：当归拈痛草黄芩，猪泽茵陈与二参，升葛羌风并知母，更加二木痛无侵。

治湿热为病，肢体烦疼，肩背沉重，胸膈不利及下痓[1]，于足胫肿痛。

羌活七分　茵陈酒炒，五分　甘草　升麻各三分　酒[2]黄芩　防风　知母酒炒，各五分　当归七分　泽泻　猪苓　人参　葛根各五分　苍术　白术　苦参酒制，各五分

右㕮咀。水二钟，煎取八分，温服。

牛黄清心丸　苏合香丸　俱见《局方》。

痿　门

痿证论

《内经》曰：肺热叶焦，五脏因而受之，发为痿躄。心气热，生脉痿，故胫纵不任地；肝气热，为筋痿，故宗筋弛纵；脾气热，生肉痿，故痹而不仁；肾气热，生骨痿，故足不任身。盖人身有四体百骸，以成其形，内则有肝、心、脾、肺、肾以主之。若随情妄用，喜怒劳佚，致内脏精血虚耗，不能荣养百骸，又未有不致其痿者也。又曰：诸痿皆属于土，但病之本起于肺耳。治法独取阳明者，盖诸痿既属土而生于肺热，肺金体燥而居上，主气畏火者也。土性湿而居中，主四肢，畏木者也。火性炎上，若嗜欲无节，则水失所养，火寡于畏而侮所胜，肺得火邪而热矣。木性刚急，肺受邪热则金失所养，木寡于畏而侮所胜，脾得木邪而伤矣。肺热则不能荣摄一身，脾伤则四肢不能为用，而诸痿之病作。泻南方，则肺金清而东方不实，何脾伤之有？补北方，则心火降而西方不虚，何肺热之有？况阳明为五脏六腑之海，主润宗筋，故阳明实则宗筋润，能束骨

1　下痓：据《普济方》卷一百十八引"当归拈痛汤"作"下痓"。
2　酒：原在"黄芩"后，作小字。据《普济方》卷一百十八引"当归拈痛汤"作酒黄芩移。

而利机关矣。治痿之法，无出于此。骆龙亦有曰：风火相炽，当滋肾水。而东垣亦取黄柏为君，黄芪等补药为辅佐，而无一方之方。有兼痰积者，有湿多者，有热多者，有湿热相半者，有挟寒者，临病制方，其善于治痿乎。然痿证与柔风、脚气相类，柔风、脚气皆外所因，而痿则由内致。其不足者，阴也，血也，而诸方悉是补阳、补气之剂，能免实实虚虚之患乎。知者察之。

温肾汤[1]　歌云：温肾汤加白术防，升苓猪泽与麻黄，陈皮柏草柴苍术，脾弱痿黄即可康。

治肾气虚弱，下攻腰膝，筋脉拘挛，步履艰难，面色痿黄。

白术　防风　麻黄　苍术　升麻　茯苓　陈皮　黄柏　柴胡　猪苓　泽泻　甘草

右哎咀。水二钟，煎取八分，空心温服。

清燥汤　歌云：清燥参苓五味芪，当归二术草陈皮，柏柴猪泽升连曲，生地门冬总称宜。

治湿热成痿，以燥金受湿热之邪，是绝寒水生化之源，源绝则肾亏，痿厥之病大作，腰已下痿软，瘫痪不能动。

黄芪一钱五分　苍术一钱　白术　橘皮　泽泻各五分　人参　白茯苓　升麻各三分　麦门冬　归身　生地黄　曲末　猪苓各二分　黄柏[2]一分　柴胡　黄连各一分　五味子九个　甘草炙，二分

右哎咀。水二钟，煎取八分，空心热服。

独活寄生汤　方见腰痛门。

八珍散[3]　歌云：八珍散用草当归，芍药参苓白术随，生地川芎同剂服，血虚痿证即无危。

1　温肾汤：原方未出剂量。据《普济方》卷在三百一引"温肾汤"作："温肾汤：治面色痿黄，身黄，脚痿弱无力，阴汗。麻黄（六分）、防风（一钱半）、白术（一钱）、泽泻（二钱）、猪苓（一钱）、白茯苓（一钱）、升麻（一钱）、柴胡（一钱）、酒黄柏（一钱）、苍术（一钱半）。右件分作二服。"供参考。

2　黄柏：原脱。据方前歌诀第三句，可知此方当有黄柏。据《普济方》卷一百十八引"清燥汤"补。

3　八珍散：此方未出每服剂量。实为《太平惠民和剂局方》"四君子汤"加"四物汤"。二方剂量为每服二至三钱。供参考。

治痿因血虚不能养筋，此筋痿也。足不任地，以此主之。

人参　白术　茯苓　甘草　川芎　当归　芍药　生地黄

右各等分。水二钟，煎取八分，去滓服。

健步丸　歌云：泽泻川乌并二防，苦参滑石桂柴羌，天花甘草均为末，健步名丸服最良。

治膝中无力，屈伸不得，腰背脚腿沉重，行步艰难。

防己酒洗，一两　羌活　柴胡　滑石炒　甘草炙　瓜蒌根酒洗，各五钱　泽泻　防风各二钱　苦参酒洗　川乌各一钱　肉桂五分

右为末，酒糊为丸，如梧子大。每服七十丸，葱白煎愈风汤下。

加味四斤丸　歌云：三因加味用天麻，牛膝苁蓉五味瓜，熟地鹿茸兔丝子，蜜丸疗痿即无差。

治肾脏肝虚，热淫于内，致筋骨痿弱，不能胜持。

苁蓉酒浸　牛膝酒浸　天麻　干木瓜　鹿茸燎去毛，切，酥炙　熟地黄　兔丝子酒浸软，别研[1]　五味子酒浸，各等分

右为末，炼蜜丸如梧子大。每服五十丸，温酒、米饮食前下。

湿　门

叙湿为诸证

诸湿肿满，皆属脾土，脾虚多中湿。盖地之湿气，感则害人皮肉、筋骨，故诸痉强直、积饮痞膈、中满霍乱、吐下体重、胕肿如泥，按之不起，皆湿证也。《内经》曰：因于湿，首如裹，湿热不攘，大筋软短，小筋弛长，软短为拘，弛长为痿。因于气，为肿。盖首为诸阳之会，清虚之府也，湿气内甚，久而生热，湿热上攻而清道不通，故首如蒙裹。况热则伤血，不能养筋，故大筋软短而拘挛也；湿则伤筋，不能束骨，故小筋弛长而痿弱也。湿气渐盛，正气渐微，阳气衰少，致邪代正，正气不得宣通，故四肢沉重浮肿，按之如泥不起也。今人见膝间关节肿疼，全以为风，治者多误矣。如湿气停滞中焦，遂致积饮痞膈，浊气怫郁在上，遂生䐜胀满闷。如四肢消瘦，肚腹如鼓，小便不利，大便涩滞，

1　软，别研：原字漫漶有脱文。据《三因极一病证方治》卷九"加味四斤丸"增补。

名曰鼓胀。然湿挟风则骨节疼痛，不得屈伸，近之则痛剧，汗出，小便不利，身常恶寒，或微肿也。挟寒内甚则腹痛下利，外甚则四肢沉重疼痛，或肌肉濡溃，痹而不仁也。挟热内甚则泻痢，外甚则或痛，或热，或肿，或面发黄而喘，头痛鼻塞而烦，皆是也。

夫挟风与湿在表者宜解肌，兼寒与在半表里者宜温，故宜渗泄。惟湿热在里宜下，里虚者宜分消，实脾土为上。外感非脾虚，宜汗之。然又当审其方土之致病源：东南地下，多阴雨地湿，凡受必从外入，多自下起，以重腿脚气者多。治当汗散，久者宜疏通渗泄。西北地高，人多食生冷湿面，或饮酒后寒气怫郁，湿不能越作，致腹皮胀痛，甚则水鼓胀满，或通身浮肿，按之如泥不起。此皆自内而出也，辨其元气多少而通利其二便，责其根在内也。此方土内外亦互相有之，但多少不同，须对证施治，不可执一。

除湿汤　歌云：除湿汤中夏藿香，陈皮厚朴茯苓苍，更加甘草并白术，寒湿伤身即见康。

治寒湿所伤，身体重着，腰脚酸疼，大便溏泄，小便或涩或利。

半夏曲炒　厚朴　苍术各二钱半　藿香叶　陈皮　白茯苓各一钱二分　甘草七分　白术一钱二分

右用水二盏、姜三片、枣一枚，煎取一盏。食前温服。

渗湿散[1]　歌云：渗湿干姜草桂枝，参苓附子芍相随，山精姜枣同煎服，寒湿诸伤取效奇。

治寒湿所伤，身重腰冷，如坐水中，小便或涩，大便溏泄，皆坐卧湿地，或阴雨所袭。

人参　干姜炮　白芍药　附子炮　白茯苓　肉桂　甘草炙　山精[2]

右各等分。水一盏、姜五片、枣一枚，煎取七分，不拘时服。

橘皮汤　歌云：橘皮汤用净陈皮，猪泽槟榔草桂枝，白术木香苓滑石，肿疼湿热服皆宜。

治湿热内攻，心腹胀满，小便不利，大便滑泄。

1　渗湿散：此方未出剂量，亦未检到相同的方子，存疑。此书凡等分药往往不出剂量，后同此者不注。

2　山精：据《本草纲目·术》，此乃"术"（包括白术、苍术）之别名。

陈皮一两三钱　木香一钱　滑石六两　槟榔三钱　茯苓一两　猪苓　白术　泽泻　肉桂各五钱　甘草二钱

右㕮咀。每服六七钱，水一盏半、姜五片，煎取七分，温服。

东垣羌活汤　歌云：羌活汤中柴草升，陈苍藁本柏防苓，芎芪独活速猪泽，湿肿肢疼即可宁。

治湿热自甚，身重，或眩晕，麻木，小便涩赤，下焦痿弱，行步不正。

羌活　防风　柴胡各一钱　藁本　独活　茯苓　泽泻　猪苓　黄芪　甘草炙　陈皮　黄柏　黄连　苍术　升麻　川芎各五分

右㕮咀。水二钟，煎取八分，温服。

木香防己汤　歌云：木香防己入陈皮，厚朴猪苓二术宜，泽泻苓瓜姜草共，四肢浮肿治无遗。

治四肢沉重浮肿，按之如泥不起。

陈皮　厚朴一钱　木香三分　汉防己五分　木瓜　白术各七分　猪苓五分　泽泻　茯苓　苍术各七分　甘草三分　生姜皮五分

右用水二钟，煎取八分，去滓服。

祛风化痰汤[1]　歌云：祛风治湿用威仙，桔梗南星半夏连，枳实苓芩并甘草，痛加肉桂与同煎。

治风湿胜，手不能举，臂膊痛，膈上有痰。

陈皮一钱　桔梗一钱　半夏　南星共七分　甘草三分　枳实　黄芩　黄连　威灵仙　茯苓

右水二钟、生姜五片，煎取八分，温服。如痛甚，加桂枝。

沉香大腹散　歌云：槟榔乌药木通苓，枳壳茴陈苏子荆，苏叶木瓜桑白草，沉香大腹散为真。

治脚气肿满，沉重疼痛，筋脉不利。此证皆由湿气郁滞经络所致，服之使宣通经络，血气和平，腿脚轻利为效。

沉香　槟榔　乌药　木通　茴香　紫苏子　甘草　桑白皮　荆介穗　陈皮去穰　白茯苓　紫苏叶各五分　大腹皮连子，二钱　干木瓜去穰，一钱半　枳壳一钱半

---

1 祛风化痰汤：此方后五味药未出剂量，亦未检到相同的方子，存疑。

右用水二钟、姜五片、萝卜五片，煎取七分，去渣，食前温服。

加味平胃散　歌云：平胃散中加香附，砂仁厚朴与苍陈，枣姜甘草同煎服，湿滞分消效若神。

治胃口停湿，饮食减少，呕哕。此药上下分消其湿。

苍术　陈皮各二钱　厚朴一钱半　甘草　砂仁各五分　香附一钱

右水二钟、姜三片、枣子二枚，煎取八分，去渣服。

清阳除湿汤　歌云：清阳除湿用防风，白芷陈芩半夏芎，甘草天麻苓共服，首除因湿不相蒙。

治头晕如有物蒙裹，晨夕昏芒，必风清气静，万象光明，以此主之。

川芎　陈皮各一钱　白芷　半夏各七分　甘草三分　茯苓五分　天麻七分　防风五分　黄芩酒制，七分

右水二钟、姜三片，煎取八分，去渣服。

卷 之 五

钱塘　陈谏直之　类集

热　门

热证论

夫热病者，皆伤寒之类也。人身非常热，为之热而烦满，阴气少而阳气胜，阴虚生内热。因有所劳倦，形气衰少，谷气上盛，上焦不行，下脘不通，胃气热，热气熏胸中，故内热。阳盛则外热，因上焦不通利，则皮肤致密，腠理闭塞，玄府不通，卫气不得泄，故外热。有表而热者，谓之表热；无表而热者，谓之里热。有暴热而为热者，乃久不宣通而致也。有服温药而为热者，有恶寒战栗热者。治法：小热之气，凉以和之；大热之气，寒以取之；甚热之气，以汗发之，发之不尽则逆制之，制之不尽，求其属以衰之。苦者治脏，脏属阴而居内；辛者治腑，腑属阳而在外。故内者下之，外者发之。又宜养血益阴，其热自愈。然热又有在气在血之分：如昼热夜安，是阳气自旺于阳分也。昼安夜热而烦躁，是阳气下陷入阴中也，名曰热入血室。昼夜俱热而烦燥[1]，是重阳无阴也。亟当泻其阳，峻补其阴。然又有五脏有邪而身热各异：肺热者，乃皮毛之热，其证必见喘咳；心热者，是热在血脉也，其证烦心、心痛、掌中热而哕；脾热者，热在肌肉，遇热尤甚，其证必怠惰嗜卧，四肢不收，无气以动；肝热者，乃肝之热，卯寅间尤甚，其脉弦，四肢满闷，便难，转筋，多怒多惊，四肢困热，筋痿不能起；肾热者，其热蒸手如火，其人骨苏苏，如虫蚀其骨，困热不任，亦不能起。此皆诸经病热之证也。如热病已得汗而脉尚躁盛，此阴脉之极也；热病不得汗而脉燥盛者，此阳脉之极也。俱为不救。假令寸口脉微，名曰阳不足，阴气上入阳中，则恶寒；尺脉弱，名曰阴不足，阳气下陷入阴中，则发热。然有身热而恶寒，热在表也，而浅邪畏其正，故病热而反恶寒也。亦有邪热在里而深，邪甚无畏物，畏其极，又为不恶寒而反恶热也。大率烦燥多渴、欲寒恶热，为病热也。亦有亢则害，承乃制之，则病热甚而反觉其冷也。虽觉其冷而病为热，实非寒也。俗因妄谓之寒病，误以热药投之，危害多矣。或又有寒热往来而不已者，乃邪正分争也。邪气之入也，正气不与之争，则但热而无寒。若邪正分争，于是寒热作矣。盖以寒邪为阴，热邪为阳，里分为阴，表阳[2]。邪之客于表也，为寒邪与阳争，则为寒矣；邪之入于里也，为热邪与阴争，则为热矣。若邪在半表半里之间，外与阳争而为寒，

1　燥：通"躁"。

2　表阳：疑为"表分为阳"脱字。

内与阴争而为热，表里之不拘，内外之无定，由是寒热且往且来，日有至于三五，甚者则十数发也。若以阴阳相胜，阳不足则先寒后热，阴不足则先热后寒。此特论杂证，阴阳二气自相乘胜然也，非所以语伤寒者也。又曰：一身尽热，先太阳也，从外而之内者，先无形也，为外伤；手足不和，两胁俱热如火，先少阳也，从内而之外者，先有形也，为内伤；脉人迎、气口俱紧盛，或举按皆实大，发热而恶寒，腹不和而口液[1]，此内外俱伤也。人能详察病机，庶免用药之误。

阴阳虚盛论

《经》云：邪气盛则实，精气夺则虚。因正气先虚，以致邪气客之而为盛实，于是有阳虚阴盛、阴虚阳盛二证之别。盖盛者指邪气而言，虚者指正气而言，阴阳虚盛，邪正消长之机。且正气在人，阳主表而阴主里，邪气中人，表为阴而里为阳。若夫表之真阳先虚，故阴邪乘阳而盛实。表受邪者，阳虚也，脉浮紧者，阴邪盛于外也，是谓阳虚阴盛，所以用桂枝麻黄辛甘之温剂，汗之则阴邪消，温之则真阳长，使邪去正安而自愈也。又若里之真气先虚，故阳邪入阴而盛实。里受邪者，阴虚也，脉沉实者，阳邪盛于里也，是谓阴虚阳盛，所以用承气酸苦之寒剂，下之则阳邪消，寒之则真阴长，使邪去正安而亦自愈也。如其不然，阳盛而用桂枝，下咽即毙；阴盛而用承气，入胃以亡。是皆盛盛虚虚而致邪失正也。以是知所主阳虚阴盛、阴虚阳盛二证之意深。盖指一为表证，一为里之邪正消长而言，非兼言表和里病、里和表病，而谓之阴阳虚盛也。

凉膈散　歌云：凉膈散中薄荷叶，连翘芩草大黄栀，朴硝竹叶微加蜜，积热痰疮尽可医。
治腑脏积热，烦燥多渴，口舌生疮，痰实不利，肠胃燥涩，便溺秘结。
川大黄　朴硝　甘草各二钱　山栀子　黄芩各一钱　薄荷叶　连翘四钱四分
右水二钟、竹叶七片、蜜一匙，煎取八分，食后服。

洗心散　歌云：洗心散用大黄归，甘草麻黄荆芥随，白术薄荷姜芍药，心中发热即无危。
治风壅壮热，头目昏痛，热气上冲，口苦唇焦，咽喉肿痛，心神烦燥。
白术一钱　麻黄去根、节　当归　荆芥穗　芍药　薄荷　甘草各一钱半　大黄煨，一钱

---

1 液：疑为"渴"之误。

右为末。水二钟、姜三片，煎取七分，不拘时温服。

十味人参散 歌云：十味人参柴草苓，当归半夏芍黄芩，生姜白术加干葛，虚热游行即可禁。

治虚热潮热，身体倦怠。

柴胡 甘草 人参 茯苓 当归 半夏 白芍药 黄芩 白术 葛根

右等分。水二钟、姜三片，煎取八分，不拘时温服。防风当归饮

防风当归饮 歌云：当归饮子用当归，苓芍柴参甘草随，更入大黄并滑石，阴虚诸热治皆宜。

治脾[1]肾真阴损虚，肝心风热郁甚，阳胜阴衰，或表热而身热恶寒，或里热而燥热烦渴，或半表半里而寒热往来，一切诸热，并皆治之。

当归 大黄 柴胡 人参 黄芩 甘草 芍药各一钱半 滑石三钱[2]

右用水二盏、姜三片，煎取一盏，不拘时温服。

六神通解散 歌云：六神通解散麻黄，甘草膏芩滑石苍，身热脉洪煎取服，清肌止渴效非常。

治发热头痛，发渴身疼，脉洪无汗。

麻黄二钱 甘草三钱 石膏 滑石 黄芩各四钱 苍术八钱

右㕮咀，入姜、葱煎服。

宣明柴胡饮 歌云：柴胡饮子用柴芩，芍药当归甘草参，更入大黄姜剂服，内蒸诸热自无侵。

治解一切肌热、蒸热、积热，或汗后余热。

黄芩 甘草 大黄 芍药 柴胡 人参 当归各二钱半

右㕮咀。水二钟、姜三片，煎取八分，温服。

火 门

火证论

诸热瞀瘛、暴瘖冒昧、躁扰狂越、骂詈惊骇、胕肿疼酸、气逆冲上、禁栗、

---

1 脾：原作"瘅"。据《普济方》卷二百二十五引"防风当归饮"改。
2 三钱：原脱。据《普济方》卷二百二十五引"防风当归饮"之滑石剂量为前药之一倍义补。

如丧神守、嚏呕、疮疡、喉痹、耳鸣及聋、呕涌溢食不下、自眩不明、暴注䀮瘛、暴病暴死，皆属于火也。五行各一其性，惟火有二：曰君火，人火也；曰相火，天火也。火，内阴而外阳，主乎动者也，故凡动皆属火。以名而言，形质相生，配于五行，故谓之君；以位而言，生于虚无，守位禀命，故谓之相。天主生物，故恒于动，人有此生，亦恒于动，其所以恒于动者，皆相火助之为也。见于天者，出于龙雷则木之气，出于海则水之气也。具于人者，寄于肝肾二部，肝属木而肾属水也，肾肝之阴，悉其相火。东垣曰：相火，元气之贼，火与元气不相两立，一胜则一负。然则如之何而可使之无胜负乎？周子曰：神发知矣，五性感动而万事出，有知之后，五者之性为物所感，不能不动，谓之动者，即《内经》五火也。相火易起，五性厥阳之火相扇，则妄[1]动矣。火起于妄，变化莫测，无时不有，煎熬真阴，阴虚则病，阴绝则死。君火之气，《经》以暑与热言之；相火之气，《经》以火言之。盖表其暴悍酷烈，有甚于君火者也，故曰：相火，元气之贼。周子又曰：圣人定之以中正仁义而主静。朱子亦曰：必使道心常为一身之主，而人道每听命焉，此善处乎火者。人心听命于道心，而能主之以静，彼五火将寂然不作，而相火者，惟有裨补造化而为生生不息之运用耳，何贼之有？

《经》曰：百病皆生于风寒暑湿燥火之动而为变者。岐伯历举病机一十九条，而属火者五，此相火为病之出于脏腑者也。考诸《内经》，少阴病为瘛疭；太阳病时眩仆；少阴病瞀暴、瘛，郁冒不知人。此诸热瞀瘛之属火者。少阳病恶寒鼓栗，胆病振寒；少阴病洒淅恶寒，振栗；厥阴病洒淅振寒。此诸振鼓栗之属火者。少阳病呕逆，厥气上行；膀胱病冲头痛；太阳病厥气上冲胸，少腹控睾引腰脊，上冲心；少阴病气上冲胸，呕逆。此诸逆冲上之属火者。少阳病谵妄，太阳病谵妄，膀胱病狂癫。此诸躁狂越之属火[2]者。少阳病胕肿善惊；少阴病瞀热以酸，胕肿不能久立。此诸病胕肿、痛酸、惊骇之属火者。

又《原病式[3]》曰：诸风掉眩，属于肝火之动也；诸气愤郁，病痿，属于肺火之升也；诸湿肿满，属于脾火之胜也；诸痛痒疮疡，属于心火之用也。此皆火之为病，出于脏腑者然也。《经》所谓一水不胜二火之火，出于天造。君相之

---

1 妄：原作"忘"。据文义改。
2 火：原脱。据文义补。
3 式：原作"或"。据以下引文出自刘完素《素问玄机原病式》改。

外，又有厥阳脏腑之火，根于五志之内，六欲七情激之，其火随起。盖大怒则火起于肝，醉饱则火起于胃，房劳则火起于肾，悲哀动中则火起于肺。心为君主，自焚则死矣。《经》所谓一水不胜五火之火，出自人为，曰诸病喘呕等证，此皆少阴君火之热，乃真心小肠之气所为也。若瞀瘛等证，此皆少阳相火之热，乃心包络、三焦之气所为也。

为脉，虚则浮大，实则洪数。药之所主，各因其属。君火者，心火也，可以湿伏，可以水灭，可以直折，惟黄连之属可以制之；相火者，龙火也，不可以水湿折之，从其性而伏之，惟黄柏之属可以降之。泻火之法，岂止如此？以脏气司之，如黄连泻心火，黄芩泻肺火，芍药泻脾火，柴胡泻肝火，知母泻肾火。此皆苦寒之味，能泻有余之火耳。若饮食劳倦，内伤元气，火不两立，为阳虚之病，以甘温之剂除之；若阴微阳强，相火炽盛，以乘阴位，日渐煎熬，为血之病，以甘寒之剂降之；若心火亢极，郁热内实，为阳强之病，以咸冷之剂折之；若肾水受伤，其阴失守，无根之火，为阴虚之病，以壮水之剂制之；若右肾命门火衰，为阳脱之病，以温热之剂济之；若肾虚过食冷物，抑遏阳气于脾土，为火郁之病，以升散之剂发之。不明诸此之类，而求火之为病，施治何所依据邪？

泻心汤　歌云：泻心汤剂用黄芩，半夏陈皮甘草参，更入黄连并姜枣，膈焦痰热即无侵。

治心膈胀满，上焦蕴热，膈上有痰，心烦呕哕，饮食不进，食则胃脘疼，大小便不利。此是三焦蕴热，七情内郁所致。

陈皮一钱　人参　黄芩各五分　黄连一钱　甘草五分　半夏一钱

右水二钟、姜七片、枣五枚，煎取八分，温服。

泻火升阳汤　歌云：泻火升阳羌草芪，升柴苍术石膏宜，酒炒连芩参共剂，养荣气血最为奇。

治肌热烦热，面赤食少，喘咳痰盛，抑遏阳气。

羌活　甘草炙　黄芪　苍术各一两　升麻八钱　柴胡一两五钱　人参　黄芩各七钱　黄连酒炒，五钱　石膏五钱，秋深不用

右㕮咀。每服五钱或一两，煎服。此药发脾胃火邪，泻阴火，升发阳气，荣养气血者也。

升阳散火汤　歌云：升阳散火葛根羌，独活升麻白芍防，甘草柴参为散服，血虚困热实时康。

治男女四肢发热，肌热筋痹，骨髓中热，发困，热如燎，扪之烙手。此病[1]多[2]由血虚而得，或胃虚过食冷物，抑遏阳气于脾土，火郁则发。

升麻　葛根　独活　羌活各五两　防风一钱半　柴胡八钱　甘草炙，二钱　人参　白芍各五钱　甘草生，三分

右㕮咀。每服五钱或一两，水煎，稍热服。

地骨皮散　歌云：地骨散加地骨皮，参柴白茯与黄芪，石膏知母并生地，火盛阴虚此最宜。

治浑身壮热，火炽发渴。此药生精补虚。

人参　地骨皮　柴胡　黄芪　生地黄各一两五钱　白茯苓五钱　知母一两　石膏二两

右㕮咀。每服一两，水二钟、姜三片，煎服。

黄连解毒汤　歌云：黄连解毒主黄连，芩柏山栀四味全，等分成剂煎取服，内传热毒实时痊。

治一切热毒，烦狂躁心，口燥咽干，蓄热内甚，传为阴毒者，及汗吐下后不解而喘急郑声，目赤睛疼，燥渴。

黄连　黄柏　黄芩　大栀子各二钱五分

右用水二钟，煎取八分，去渣温服。

暑　门

暑暍论

暑乃夏月炎暑也。盛热之气着人也，有冒，有伤，有中，三者有轻重之分、虚实之辨。或腹痛水泻者，胃与大肠受之，恶心者，胃口有痰饮也，此二者，冒暑也；或身热头疼，躁乱不宁者，或身如针刺者，此为热伤在分内也；或咳嗽发寒热，盗汗出不止，脉数者，热在肺经，急治则可，迟则不救，成火乘金也，此为中暑者。况内伤五脏而为证，亦自不同。心中之使人噫闷、昏不知人，入肝则眩晕顽痹，入胃则昏睡不觉，入肺则喘满痿躄，入肾则消渴。暑暍

---

1 病：原阙。据《普济方》卷二百二十九引"升阳散火汤"补。

2 多：原作"各"。《普济方》卷二百二十九引"升阳散火汤"改。

之证，变异不等，盖人形气有虚实，所感有轻重。轻则后时而发，至秋成疟痢是也；重则实时发者，如已上之证。至有轻变重、重变轻，亦自感有浅深，传有兼并耳。

凡治病须要明白辨慎，忽滚同施治。春秋间亦或有之，切莫执一，随病处治为妙。然有所谓暑风者，夏月卒倒，不省人事是也，有因火者，有因痰者。火，君相二火也；暑，天地二火也。内外合而炎烁，所以卒倒也。痰者，人身之痰饮也，因暑气入而鼓激，痰饮塞碍心之窍道，则手足不知动蹑而卒倒也。此二者皆可吐，量其虚实而吐之。吐醒而后，以清剂调治之可也。又曰：中暑与中热不同，静而得之为中暑，动而得之为中热，中暑者阴证也，中热者阳证也。人于暑热之时，或避暑热，纳凉于深堂大厦而得之者，名曰中暑，其病必头痛恶寒，身形拘急，筋节疼痛而烦心，肌肤火热，无汗，为房室之阴寒所遏，使周身阳气不得伸越，多以热药主之是也。若行人或农夫，于日中劳役得之者，名曰中热，其病必苦头痛，发燥热，恶热，扪之肌肤大热，必大渴引饮，汗大泄，无气以动，乃为天热外伤肺气，必凉剂以治之然后可。但亦有中暑证于劳役动而得者、中热证于避暑静而得者。大抵因人元气虚实不同而受病亦异，为治岂得而无变法哉？世言夏月伏阴在内，此“阴”字有虚之义，不可误看作阴冷而行温热之剂。《经》言春夏养阳，又有谓春食凉、夏食寒，皆所以养阳也。若夫凉台水馆、大扇风车、阴木寒泉、水果冰雪，寒凉之伤，自内及外，不用温热，病何由安？其意实非为内伏阴冷而用之也。前哲谓升降浮沉则顺之，寒热温凉则逆之。若谓夏月火令之时，妄投温热，宁免实实虚虚之患乎？或曰：巳月纯阳，于理或通，五月一阴，六月二阴，阴气既动，岂无阴冷？曰：此阴之初动于地下也，四阳浮于地上，燔灼焚炎，流金烁石，何冷之有？而东垣亦言：阴气非寒气也，阴果为寒，何以夏日则饮水乎？况壬，膀胱之寒已绝于巳，肾水已绝于午，今更逢湿旺助热为邪，西方北方之寒清绝矣。圣人立法，夏月宜补者，补天元真气，非补热火也，今人夏食寒是也。

十味[1] 香薷饮　歌云：十味香薷饮，参苓白术瓜，黄芪陈草朴，扁豆最为佳。

消[2] 暑气，和脾胃。

1　十味：原阙。据目录补。

2　消：原阙。据《普济方》卷一百十七引“十味香薷饮”补。

香薷一两　人参　陈皮　白术　白茯苓　黄芪　厚朴姜制　木瓜　扁豆炒　甘草炙,各五钱

右用水二大钟,煎取一大钟。温服,无时。

清暑六和汤　歌云:六和参杏藿香瓜,半夏香薷共缩砂,扁豆赤苓甘草朴,暑邪闷乱服为佳。

治心脾不调,气不升降,霍乱吐泻,寒热交作,阴阳不分,伏暑烦闷,或成痢疾,中酒烦渴。

人参　砂仁　甘草炙　杏仁去皮、尖　半夏各一两,姜制　赤茯苓　扁豆炒　藿香　木瓜各二两　香薷　厚朴姜制,各四两

右㕮咀。每服五钱,水二盏、姜三片、枣一枚,煎取八分,温服,无时。

缩脾饮　歌云:缩脾饮内用砂仁,草果乌梅共葛根,扁豆与同炙甘草,解消暑热效如神。

解伏热,除烦渴,消暑毒,止吐泻霍乱。

砂仁　草果煨　乌梅肉　甘草炙各二钱七分　扁豆炒　葛根一钱三分半

右㕮[1]咀。水煎候冷,不拘时服。

清暑[2]益气汤　歌云:清暑归参五味芪,升麻二术草陈皮,麦门神曲并黄柏,泽泻青皮用所宜。

治长[3]夏湿热蒸人,人感之,四肢困倦,精神少,懒于动作,胸满气促,肢[4]节疼,或气高而喘,身热而烦,心下胀闷,小便黄数,大便黄泄[5]。

黄芪　苍术制　升麻各一钱　人参　白术　神曲　陈皮各五分　甘草炙　酒柏　麦门冬　当归各三分　葛根二分　五味子九个　泽泻半钱[6]　青皮二分半

右㕮咀。作一服。水大二钟,煎至一钟,食远温服。

枇杷叶散　歌云:清暑枇杷散,白茅厚朴薷,麦门丁瓜草,更入广陈皮。

治中暑伏热,烦渴引饮,呕哕恶心,头目昏眩。

---

1 右㕮:原阙。据文义补。
2 清暑:原阙。据目录补。
3 治长:原阙。据《普济方》卷二十四引"清暑益气汤"补。
4 肢:原字缺损。据《普济方》卷二十四引"清暑益气汤"补。
5 黄泄:原字阙。据《普济方》卷二十四引"清暑益气汤"补。
6 半钱:原脱。据《普济方》卷二十四引"清暑益气汤"补。

枇杷叶炙　陈皮　丁香　厚朴姜制　香薷　白茅根　甘草炙　麦门冬去心　干木瓜

右各等分。水二盏、姜三片，煎八分，不拘时服。

五苓散　歌云：中暑身烦用五苓，泽猪赤茯至为精，更加白术并官桂，调服无时体自平。

治中暑烦渴，身热头痛，霍乱吐泻，小便赤少。如心神恍惚[1]。

泽泻四钱　白术　猪苓各二钱四分　官桂一钱六分　赤茯苓一钱四分

右为细末。每服三钱，热水调下，不拘时候。加辰砂，名**辰砂五苓散**。

燥　门

燥证论

诸涩枯涸，干劲皴揭，皆属于燥也。盖燥本于热，火热胜则金衰而风生。风能胜湿，热能耗液，阳实阴虚，风热太甚，胜于水湿，因而成燥也。然人惟肾与膀胱为表里，肾主五液，膀胱分津液。若肺金受火热所制，而肾水不能相摄，以致膀胱津液内竭，则无所以分布诸经，而诸燥之病作矣。故肌肤燥痒，咽干口燥，目不视，舌不声，鼻不香，耳不闻，皆津液枯槁，不能运布而致然也。又以肝主于筋而风气自甚，又燥热加之，则液还聚于胸膈，而筋太燥也。燥金主于收敛，劲切紧涩，故为病筋脉劲强紧急而口噤也。或病燥热太甚，而脾胃干涸成消渴者。或风热燥甚，怫郁在表而里气平者，善伸数欠，筋脉拘急，或时恶寒，或筋惕而搐，脉浮数而弦也。若风热燥并郁甚于里，又为烦满而成闷结也。及风痫[2]之发作者，多由热甚，而风燥为其兼化，涩溢胸膈，燥烁而瘈疭昏冒僵仆也。凡此诸证，皆由热甚而生，风燥各有异者，由风、热、燥各微甚不等故也。

治之以补肾水阴寒之虚，而泻心火阳热之实；除肠胃燥热之甚，而济脏腑

1　如心神恍惚：此下文义中断。然其后紧接处方，当有脱文。据《普济方》卷四十三引"宣明方"之"五苓散"方后加减："心神恍惚，朱砂（一字），灯心（二十茎），麦门冬（二十粒，去心），淡竹叶（十片），车前草（二根）。"此引加减繁多，并非仅此一证，故当为陈氏有意删之，只是误留了此五字。

2　痫：原误作"偘"。据文义改。

津液之衰。使道路散而不结，津液生而不枯，气血利而不涩，则病可以求愈也。然又当分其秘结消渴之类为里证，皮肤燥涩干疥爪枯之类为表证，而于阳结、阴结、气盛、血少、痰郁、风热，亦可得而悉矣。

燥结论[1]

凡人五味之秀者养脏腑，诸阳之浊者归大肠，大肠所以司出而不纳也。今停蓄蕴结而不得疏导者，抑有由矣。盖肾主大便而又主五液，津液润则大便如常。若饥饱劳逸，损伤胃气，及食辛热厚味之物而助火邪，伏于血中，耗散真阴，津液亏少，故大便结燥。然结燥之病不一，有热燥，有风燥，有阳结，有阴结，又有年老气虚，津液不足而结者。

治法：肾恶燥，急食辛以润之，结者散之。如少阴不得大便，以辛润之；太阴不得大便，以苦泄之。阳结者散之，阴结者热之。大抵津液耗少而燥者，以辛润之；有物而结者，当下之。若不究其源，一概用巴豆、牵牛之类下之，损其津液，燥结愈甚，有复下复结，极则以至引导于下而不能通者，遂成不救之证，可不慎哉！

当归承气汤　歌云：当归承气用当归，甘草芒硝性所宜，更入大黄同剂服，清肌润燥效为奇。

治燥热火郁为病，或皮肤枯燥，或咽干鼻干，或便溺结秘，并宜服之。

当归　大黄各四钱　甘草　芒硝各二钱

右水二钟、姜三片，煎取八分，温服。一方去当归，**名调胃承气汤**。

防风通圣散方见中风门　治燥热亢盛，口燥咽干，肌肤燥痒，服保肺金。

人参固本丸　歌云：人参固本麦门冬，生熟淮黄五味同，黄柏天门成剂服，肾枯燥热见神功。

治肾水枯竭，三焦燥热，渴欲引饮者。

熟地黄　生地黄酒制，各四两　天门冬去心　麦门冬　五味子各二两　人参　黄柏酒炒，四两

右为细末，炼蜜搜和，次入人乳一合，石器内捣千余下，丸如梧子大。每

1　论：原脱。据该书体例及原目录补。

服五十丸，空心，盐汤下。

加味大补丸　歌云：大补丸中用黄柏，人参五味熟淮黄，麦门知母并龟板，燥热阴虚服最良。

治结热咽干口燥，服此以济真水。

黄柏酒炒，四两　熟地黄酒制，四两　人参　五味子　麦门冬　知母酒制　龟板酒炙，各一两

右为细末，炼蜜为丸如梧子大。每服五十丸，空心，盐汤下。

导[1]**滞通幽汤**　歌云：导滞通幽归与麻，桃仁生熟地红花，更加甘草同为剂，秘结幽门服最佳。

治大便难，幽门不通，上冲，吸门不开，噎塞，大便燥闭不得下。治在幽门，以辛润之。

当归　升麻　桃仁各一钱　生地黄　熟地黄各五分　红花　甘草炙，各三分

右㕮咀。水煎，调槟榔末五分，食前服。内加大黄，名**当归润燥汤**。

元戎四物汤　歌云：元戎四物大黄归，芍药川芎熟地随，更入桃仁均分服，阴虚燥结即无危。

治脏结秘涩不通，燥渴，服此以救津液。

当归　熟地黄　川芎　白芍药　大黄煨　桃仁

右各等分。水二钟，煎取八分，空心温服。

东垣润肠丸　歌云：润肠丸内入秦艽，麻子桃仁归用梢，羌活大黄并皂角，血风秘结不须劳。

治大便秘涩或干燥，秘塞不通，乃风秘、血秘，此润燥活血疏风剂也。

麻子仁　桃仁去皮、尖，各二两　归梢　大黄煨　羌活　秦艽各一两　皂角仁存性，一两半。其性得湿则滑，湿而滑则燥结自通

右除二仁另研，余为末，和匀，蜜丸如梧子大。每服五十丸，空心，汤下。又方名**活血润燥丸**，于本方去秦艽，加防风也。

1　导：原误作"道"。据《丹溪心法》卷二"导滞通幽汤"改。下一"导"字指方名，同改，不另注。

卷之六

钱塘　陈谏直之　类集

伤　寒　门

伤寒论

《经》云：冬伤于寒，即发者为伤寒，春发为温病。盖伤寒乃邪气传变，有阴阳，有表里，死生系于旬日之内。治自太阳逆传阳明，至于厥阴而止。发于太阳，即身热而恶寒；发于太阴，即恶寒而不发热；传阳则潮热狂言，其脉浮长；变阴则舌强不语、手足厥而自利，其脉沉细。伤寒为治，虽曰有法，又须问证以察其外，切脉以审其内，故在表宜汗，在上宜吐，在里宜下，在半表半里宜和解，此固一定之法。又须考得病之日、传变之期，方可施治。有伤寒八九日已上病未解者，或初一经受病，即不能相传，或已传三阳迄而不能传于阴，或日传二经，名为两感。如一日太阳受之，即与少阴俱病，则身热头疼，口干而渴。二日阳明即与太阴俱病，则身热谵语，胀满不欲饮食。三日少阳即与厥阴俱病，则耳聋囊缩而厥。三日传遍，至六日不可救矣，此三阴三阳脏腑皆受病者也。又有得病之日即四肢厥冷者，为阴厥；又有经日微厥而后发热者，为热厥。又有不厥而即变阳证，或胸腹疰闷引痛，坐卧不安，胃气喘息，又不可拘日数，即宜下之。又有六七日火腑结燥不食，其脉细紧，皆曰当下，却有头痛恶寒，项上有汗，或小便清利，乃表证未除，仍宜汗之。或里寒表热、里热表寒，皆当先救其里，后治其表。应汗而反下之，则热蓄于里，或为瘀血发狂者，结而为痞、为结胸者。结胸者，心下紧满，如按石而痛，手不可近。痞者，但紧满而不痛。用药不同。若应下而反汗之，则津液枯竭，亡阳谵语者。谵语为实，郑声为虚。若应呾[1]而反温之，则毒气郁于胃，发而为班。色如锦文者生，黑者死。

大抵伤寒证治，最当辨阴阳、观传变，及推古人立法深意。如冬时即发之伤寒，初感一二日，在太阳经，头疼身热，脊强，恶寒自汗，此风伤卫，不可汗，以桂枝汤主之；太阳一二日，头疼身热，脊强，恶寒不恶风，无汗，此寒伤荣，可汗，以麻黄汤主之。此千古不易之大法也。若夫过时之温暑，则又不可以此例治耳。盖温暑虽亦因冬时冒寒，然伏藏于肌肤而未即发，至此随春夏温暖之气变而为温、为热，不得复言其为寒也。所以仲景言温病不恶寒者，其理

1　呾：疑为"寒"或"凉"之误。

可见矣。故春分以后、秋分节前，天有暴寒，为时行寒疫也。三月、四月，其时阳气尚弱，为寒所折，病热则轻；五月、六月，阳气已盛，为寒所折，病热则重；七月、八月，阳气已衰，为寒所折，病热亦微。是知时行寒疫与温热二病所论，阳气盛衰，时月则同，至于论暴伤之寒，与伏寒已变之寒，自是相违也。能知温暑本无寒证，其为寒证者，皆内伤杂病与暴寒所中也。至于刘守真出，亦以温暑作伤寒立论，而遗即病之伤寒，盖亦不无桂枝、麻黄之惑也。殊不知仲景立二汤之有所主，用二汤之有其时，而本不欲用之于夏日也，何则？寒之初客于表也，开腠理郁阳气而为热，故非辛温之药不能开腠理以泻其热。至于风邪伤表，虽反疏腠理而不闭，然邪既客表，则表之正气受伤而不能流通，故亦发热也，必以辛甘温之药以发其邪，则邪去而腠理自密矣。其所以不加寒药者，盖由风寒在表，又当天令寒冷之时而无所避故也。后人不知立法之意，遂以为二汤辛温有热，有犯于春夏之司气而不敢用，于是有须加寒药之论，而不知其法专为即病伤寒者立也。故除传经热病之外，其直伤阴经，与太阳不郁热即传阴经，诸寒证皆有所归着，而不复疑为药寒误下而生矣。若春夏有恶寒恶风、有汗无汗之证，盖春夏暴中风寒之新病，非冬时受伤过时而发者，不然则或是温暑将发而复感于风寒，或因感风寒而动乎久郁之热，遂发温暑也。仲景曰：太阳证，发热而渴，不恶寒者，为温病。观此则知温病不当恶寒而当渴，其恶寒而不渴者，非温病矣。仲景虽不言暑病，然暑病与温病同，但复过一时而重加于温病矣，其不恶寒而渴则同也。春夏虽有恶寒恶风表证，其桂枝、麻黄二汤终难轻用，勿泥于"发表不远热"之语也，于是而用辛凉解散，庶为得宜。苟不慎而概用之，诚不免夫狂躁、班黄、衄血之变，而亦无功也。若夫仲景于三阴经每用温药，亦由病之必须用与用之有其时耳。若谓仲景不独为即病者设，则凡时行及寒疫、温疟、风温等证，亦通以伤[1]寒六经病诸方治之乎。故曰：冬温之毒与伤寒大异。又曰：寒疫与温病及暑热相似，但治有殊耳。而《内经》有曰：热淫于内，以苦发之，柴胡、黄芩是也；里不足者，以甘缓之，人参、甘草是也；邪在半里则里气逆，以辛散之，半夏是也；邪在半表则荣卫争，以寒辛解之，生姜、大枣是也。此皆为和解之剂，可通治四时温暑、寒疫，随证加减，方是中和之道。切莫妄施吐、汗、下三法，以致坏证百出

1　亦通似伤……阳证如阴：底本原脱此叶。承肖永芝据日本存毛利高标本补拍此叶，据补。

而不可救也。若夫辨阴阳，观传变，因病用药而深得古人遗意者，则大略已备于吴蒙斋伤寒一赋矣。更类集于后，俾便观览云。

阴证如阳

夫阴证如阳，必病人头面青黑，手足厥冷，不燥渴，六脉沉细，阴证了然。却有身热而渴，谵语鼻衄，发黄发斑，大小利，六脉浮大，若阳证具备。而不然者，身虽烦热而手足指尖微有厥冷，诸阳会于四肢，此辨阳气有无之要法；虽有烦渴引饮，亦自喜热而恶冷；虽谵语而郑重之声散而不知高下，或卧而谵语，醒而又定。若误发其汗，下厥上竭，皆能鼻衄。纵有发黄发斑，大小便不利，阳证具备，略不燥渴，脉虽浮大或散而数，按之全无，此阴盛隔阳，里寒外热，阴证如阳谛矣。《经》云：脉从而病反何如？曰：脉至而从，按之不鼓，此阳中伏阴之脉，正合此也。

阳证如阴

夫阳证如阴，必病人面红舌白，狂言，渴欲饮冷，内烦燥扰，六脉浮数，阳证了然，却有面不红而不甚语言，微有燥渴而嗜卧不烦，身体微厥，六脉微细，若阴证俱备。而不然者，面虽不红，不甚言语，问答之间，精神、面色蕴而不散，虽不甚渴，却自喜冷，虽嗜卧昏醉，力唤之精神自定，身虽微厥，手足指尖反常温暖，脉微，虽按之不实数，初无间断。若小腹坚硬，大便数日不通，胸中痞闷，以手按之则疼，此因失下，阳证如阴谛矣。《经》云：三阴其反何如？曰：脉至而从，按之鼓甚而盛也。此阴中伏阳之脉，正合此也。

伤寒传变论

足太阳为巨阳，为老阳，又为诸阳之首，故多传变尔。太阳传阳明，谓之微邪，是水传土也，又谓之循经得度传。太阳传少阳，谓之越经传。太阳传太阴，谓之误下传。太阳传少阴，谓之表里传。传变之邪，太阳为甚，复传少阴，水胜火，火胜水，此南北二方之变，顷刻之间，其害人也，甚于太阳多矣。若辨之不早，必成不救之疾。太阳传厥阴，谓之首尾传。厥阴与督脉上行，与太阳相接，又名巡经得度传。灾变至重，不为不多矣。然伤寒六经传变，或虚或实，或冷或热，无非邪气之所为也。有次第传经之阳邪，有直入本经之阴邪，有下后内陷之邪,皆不可不辨也。而华佗[1]亦云:伤寒一日在皮,二日在肤,三日在肌,四日在胸,五日在腹,六日入胃,即传里也。大抵邪在阳经则易治,传入阴分则危殆。盖阳微阴盛,正虚邪实故也。然究其所传,止在足经而不传手经者何也?盖伤寒为病,得之冬月,足太阳膀胱经为首,次至足厥阴肝经为尾,此病惟伤北方与东方,及戌土。土有足阳明胃湿之专位,兼丑上有足太阴脾土之专位,盖足之六经,皆在东北之方。又仲景云:无奇经则无伤寒,缘奇经皆附足六经,不附手经,寒邪只伤足经者,为有奇经故也。若或传至五六日间,渐变神昏不语,目赤唇焦,与食则咽,不与不思,六脉沉细而不洪大,或至十日以来,形貌如醉,神昏不已,此乃热已传手少阴心经也。盖本太阳经伤风,风为阳邪,阳邪伤卫,阴血自燥,热畜膀胱。壬病逆传于丙,丙丁兄妹,由是传心,心火自上迫而熏肺,所以神昏也。此膀胱传丙,足传手也,下传上,表传里,又谓腑传脏也。亦由邪蕴日久,因足经实、手经虚故窘[2]热耳。有因汗下差误而传,有因七情或劳倦等而致者有之。大抵传手经必有所因也,所以古人有救逆、复脉等法,岂但切中病情,实启后人之意例也。

伤寒证治赋 浙省吴蒙斋撰

伤寒为病,反复变迁。赖先师究详之遗旨,成后学诊治之良诠。太阳则头疼身热脊强,阳明则目痛鼻干不眠。少阳耳聋胁痛,寒热呕而口为之苦;太阴腹满自利,尺寸沉而津不到咽。少阴舌干口燥,厥阴烦满囊拳。一二日可发表而散,三四日宜和解而痊。五六日便实方可议下,七八日不解又复再传。日传二经,病名两感;经传六日,应无一全。太阳无汗,麻黄为最;太阳有汗,桂枝可先。小柴胡为少阳之要领,大柴胡行阳明之秘坚。至三阴则难拘定法,或可温而或可下;宜数变以曲全生意,或可方而或可圆。且如阳证下之早者,乃为结胸;阴证下之早者,因成痞气。发狂为血畜于内,又大便之极实;发黄乃热积于中,兼小便之不利。微喘缘表之未解,喘满而不恶寒者,当下而痊;微烦为阳之相胜,烦极而反发厥者,乃阴所致。狐惑盖缘失汗,虫食脏及食肛;蛔厥却缘多饥,虫攻咽及攻胃。渴乃烦多,斑为热炽。阳明内实,则

---

1 佗:原误作"陀"。据《后汉书·华佗传》改。
2 窘:原作"宽"。同"窘",据改。

为寒热往来；太阳中风，因作刚柔二痉。衄血虽为欲解，动阴血者，为厥竭之忧；厥利虽若寻常，反能食者，有除中之忌。厥有二端，治非一类。阴厥脉沉而细，初缘利过；阳厥脉滑而沉，始因便秘。治阳则芒硝大黄，治阴则附子姜桂。死生系反掌之间，脉药可折肱而治。因知风温汗不休，当用汉防己；胸痞利不止，宜服禹余粮。并病归于一经，邪不传兮表解疾愈；战汗分为四证，阳胜阴兮热退身凉。咳逆者羌活附子，腹痛者桂枝大黄。微虚相搏则为短气，劳食再复乃成内伤。阳明背恶寒而唇口燥，悬知白虎为最；少阴身体痛而筋肉惕，乃闻真武至强。将欲发黄，先出头汗；始因火迫，终至亡阳。渴欲饮水，水入即吐者五苓散；燥欲漱水，水入不下者犀角汤。况乃大青龙兼理风寒，小承气正蠲潮热。不得眠而烦躁甚，鸡子入于黄连；但有热而呕哕频，姜汁加于竹叶。一匕瓜蒂散，吐伤寒中脘痰涎；三物桃花汤，理少阴下利脓血。厚朴半夏，治腹胀为偏宜；葱白麻黄，理头疼为至截[1]。调温毒可用黑膏，散赤斑当行紫雪。吐血者，须煎黄连檗皮；咽痛者，通用猪肤甘桔。三物白虽云颇峻，散结胸寒实中焦；十枣汤固非泛常，治痞满痛连两胁。加以大热错语，呻吟干呕者，黄连解毒；脉迟热多，寒少血弱者，黄耆建中。汗之过多，动悸而惕；下之先时，懊𢙐在胸。旋覆代赭，理心痞而噫不息；桂麻各半，疗身痒而汗不通。劳复身热，汤名猥鼠粪；肠垢脐热，药用白头翁。疫疠者，春夏秋冬各有法，用须十全九证；百合者，行住坐卧皆不定，号为百脉一宗。常谓多眠身犹灼热，风温可用葳蕤；不眠心蕴虚烦，敛汗必须酸枣。手足挛搐，当末牛蒡根；咳嗽生痰，宜行金沸草。不可汗本有数种，动气与风湿脉虚；不可下自非一端，动气与阳浮在表。湿证不可汗伤，霍乱多缘热恼。温病发于春夏，要须柴葛以解肌；奔豚协逐寒邪，多用桂苓为可保。盖闻乍寒微热名似疟，不呕清便必自愈；脐痛引阴名藏结，下利白胎不可医。口燥咽干，虽少阴下莫可缓；肉𥄂筋惕，发动气汗以致羸。阳明与少阳合病，脉弦者名曰负；伤寒与热病将痊，食多者号曰遗。自汗有风温湿温，若亡阳则术附可用；身痛有表证里证，若阴毒则四逆尤迟。脾约者，大便难而小便数，治用大黄枳壳；协热者，小便涩而大便利，用须黄连当归。呕吐有寒有热，寒则当温，热当以解；谵语有虚有实，实则可下，虚不可为。阳毒则狂斑烦乱，以大青升麻可回困笃；阴毒则

唇青厥逆,以正阳甘草或拯颠危。发厥时胸烦尤甚,此藏气厥而精神散;大汗后身热愈盛,此阴阳交而魂魄离。嗟夫!生死之关,阴阳是主。阳脉见于阴经,其生也可知;阴脉见于阳经,其死也可许。土衰木王则为贼,能无克制之灾?水升火降则为和,会见欢欣之举。缘伤寒传变之不常,非杂病径直而可取。是用潜笃心神,洞窥脏腑。推恻隐之端以济乎今,拯疲癃之疾以遵乎古。庶几可登仲景之堂,不负乎谆谆之语。

桂枝汤　歌云:太阳证用桂枝汤,芍药同加甘草姜,更入桂枝并大枣,头疼身热即安康。

治太阳头疼身热,有汗,恶风,脊强,骨节痛。

桂枝　芍药　生姜各二钱五分　甘草一钱　大枣五枚

右水二钟,煎取八分,去滓,温服三次。取微汗,不可淋漓。

麻黄汤　歌云:太阳发热证无疑,甘草麻黄与桂枝,更入杏仁同剂服,微微取汗即无危。

治太阳发热,头疼,脊强身痛,无汗,恶寒,不恶风。

麻黄一两　桂枝五钱　甘草一钱五分　杏仁七枚

右水二钟,先煮麻黄一钟,去上沫,内诸药,煎取一钟半。分二服,取汗。

大承气汤　歌云:承气汤中用大黄,芒硝厚朴更非常,复加枳实同为剂,热在阳明即见康。

治阳明热盛,汗出谵语,目不了了,睛不和,便实,急下之。

大黄　枳实　厚朴各一钱五分　芒硝一钱

右水三钟,煎三味作一钟半,去滓入硝,再煎数沸。分二服,得利勿进。次服减芒硝,即名**小承气汤**。

黄芪建中汤　歌云:建中汤内用黄芪,芍药生甘与桂枝,更入枣姜煎取服,阳明证治最为宜。

治阳明汗出,小便利。此津液内竭,大便虽硬,不可攻。

黄芪二钱五分　芍药二钱　甘草一钱　桂五分

右水二钟、姜三片、枣二枚,煎取八分,去滓,入饧少许,再煎数沸,分作二服。如原大便溏或呕,勿加饧。

四逆汤　歌云:伤寒厥冷在阴经,药在干姜甘草行,附子中分生熟用,汤名四逆至为精。

治太阴无热，口不渴，及少阴食入即吐，膈上有寒，手足厥冷者。

附子五钱，去皮、尖，盐水浸，茅纸裹，炮半熟　干姜　甘草各二钱

右水二钟，煎至八分，去滓，分作二服。若妇人因合阴阳，脐腹绞痛，手足厥冷，加桂心、熟地黄。

藿香正气散　歌云：藿香正气散为珍，大腹苏苓朴梗陈，芷术枣姜甘草夏，伤寒取服效如神。

治伤寒头痛，憎[1]寒壮热，喘咳，及五劳七伤，伤寒痰膈气，心腹冷，反胃呕逆，霍乱吐泻。

大腹皮六分　藿香一钱八分　厚朴一钱二分　白术　陈皮　苦梗　半夏曲各一钱二分　白芷　茯苓　紫苏各二分　甘草一钱五分

右用水二钟、姜五片、枣一枚，煎取七分，去滓热服。

升麻葛根汤　歌云：升麻与葛根，芍药甘草匀，儿科均为剂，轻重各相因。

治大人、小儿时气温疫，头痛发热，肢体烦疼，及疮疹已发未发，皆治。

升麻　白芍药　甘草各一钱　葛根一钱五分

右㕮咀。水一钟半，煎至七分，不拘时，去滓热服。

和解散　歌云：散名和解加苍术，藁本同甘桔梗陈，咳嗽头疼重感冒，枣姜煎服效如神。

治男子、女人四时伤寒头痛，憎[2]寒壮热，烦燥自汗，咳嗽吐痢。

厚朴姜制，炒　陈皮　藁本　桔梗　甘草各一钱半　苍术二钱

右水二钟、姜三片、枣二枚，煎至八分，不拘时热服。

人参养胃汤　歌云：养胃汤名藿香苓，陈皮厚朴夏人参，乌梅草果并苍术，加附名为不换金。

治外感风寒，内伤生冷，憎[3]寒壮热，头目昏疼，肢体拘急。不问风寒二证及内外之殊，均可治疗。

半夏汤泡七次　厚朴去皮，姜制　苍术各一钱四分　藿香叶洗去土　草果　茯苓　人参各一钱二分　甘草炙六分　橘红一钱八分

1　憎：原误作"增"。据《太平惠民和剂局方》卷二"藿香正气散"改。
2　憎：原作"增"。据《太平惠民和剂局方》卷二"和解散"改。
3　憎：原作"增"。据《太平惠民和剂局方》卷二"人参养胃汤"改。此书凡"憎寒"每误作"增寒"，后同此误者，径改。

右用水二钟、姜七片、乌梅一个,煎至一钟,食后热服。先用被盖,汗出自然解散。

参苏饮　歌云：和剂名方参与苏,陈皮枳壳桔前胡,茯苓夏葛并甘草,感冒诸伤即可无。

治感冒发热头痛,或因痰饮为热。虽有前胡、干葛,但能解肌,既有枳壳、橘红,自能快膈不伤脾胃,大治中脘痞满呕逆,开胃进食。

木香一钱　紫苏叶　干葛　半夏汤泡[1]七次　前胡　人参　茯苓去皮,各一钱半　枳壳去穰　桔梗　甘草　陈皮去白,各一钱

右㕮咀。水二钟、姜七片、枣一枚,煎八分,不拘时热服。

小柴胡汤　歌云：清肌追热小柴胡,甘草人参更去芦,半夏黄芩同剂服,昏烦谵语实时苏。

治伤寒瘟病,身热恶风,颈项强急,胸胁满痛,呕哕烦渴,寒热往来,身面皆黄。或过经未解,或劳复发热,并宜服之。

半夏　柴胡　人参　甘草　黄芩各一钱

右水二钟、姜五片、枣一枚,煎取八分,不拘时服。若太阳发热无汗、口渴,本方加葛根、麻黄；发热无汗恶寒、项反张、斜视,刚痉,加麻黄、桂枝；发热有汗、直视,柔痉,加桂枝、葛根；太阳似疟,此阴阳俱虚,加芍药、桂枝；太阳已解,但胸膈胀、胁痛,加温胆汤；若阳明目痛、鼻干、不得眠,加葛根、知母、黄连；阳明身热、发斑,本方去半夏,加玄参、葛根；阳明少阳合病,加橘皮汤；少阳胁下满硬、寒热往来,未经汗下,加葱白、香豉；少阳发热而渴,本方去半夏,加人参、栝蒌根。最当因病加减可也。

大柴胡汤　歌云：将军枳实大柴胡,赤芍黄芩半夏扶,旬日感伤谵语甚,能投此药实时无。

治伤寒十余日,邪结在里,寒热往来,大便秘涩,腹满胀痛,语言谵妄,心中痞硬；或不大便五六日,绕脐刺痛,时发烦燥；及汗后如疟,日晚发热。脏腑实,脉有力者,可服之。

枳实　柴胡　大黄各一钱半　半夏汤泡七次,一钱　赤芍药　黄芩各一钱半

右用水二钟、姜五片、枣一枚,煎取八分,食后温服。

1　泡：原作"炮"。据本书本章下一方"竹叶石膏汤"半夏制法改。后同此误者,径改。

竹叶石膏汤　歌云：竹叶石膏加半夏，人参甘草麦门冬，后加糯米同煎服，感后虚烦渐有功。

治伤寒时气，表里俱虚，遍身发热，心胸烦闷；或汗已解，内无津液，虚羸少气，胸中烦满，气逆欲吐；及诸虚烦热，与伤寒相似，不恶寒，头与身俱不痛，脉不紧数。不可汗，宜服此药。

人参　麦门冬去心　甘草炙，各一钱　石膏一钱　半夏汤泡七次，七分

右水二钟、姜五片，入青竹叶七片、糯米一撮，煎八分，不拘时服。

温胆汤　歌云：汤名温胆加甘草，半夏陈皮竹茹苓，病余枳实同煎服，清热消痰效最灵。

治伤寒病后体虚，心烦有痰，胸不宽，大便硬，口干，及心胆虚怯。

半夏　枳实各一钱　橘红　茯苓各一钱　甘草五分　竹茹一块[1]

右水二盏、姜七片、枣一枚，煎至八分，食前，稍热服之。

白虎汤　歌云：白虎名汤效莫穷，石膏知母莫相同，三阳合病身沉重，不解加苓冀后功。

治伤寒大汗后，表证已解，或吐下后邪毒未除，热结在里，心胸烦渴甚，欲饮水，虚烦中暍。

知母二钱　甘草一钱　石膏二钱半

右水二钟、粳米五十粒、煎八分，不拘时服。立秋后并亡血家，并不可服。

九味羌活汤　歌云：九味羌汤白芷风，黄芩生地草川芎，细辛苍术并羌活，表里阴阳最有功。

治发热恶寒无汗，或自汗头疼项强，或伤风见寒脉，伤寒见风脉，并宜服之。

羌活　防风　苍术各一钱半　川芎　白芷　生地黄　黄芩　甘草　细辛各一钱

右㕮咀，水二钟，煎取八分，温服。

十神汤　歌云：和剂方中号十神，紫苏甘草芍升陈，麻黄芷葛芎香附，试服伤寒效至珍。

治时令不正，瘟疫妄行，人多疾病。此药不问阴阳两感，或风寒湿痹，皆可服之。

1　一块：《普济方》卷一百四十引"温胆汤"方后加减，此后有"如钱大"，供参考。

川芎　甘草炙　麻黄各一钱一分,去节　干葛三钱八分　赤芍药　白芷　升麻　陈皮　紫苏　香附子各二钱一分

右水二钟、姜五片,煎至八分,不拘时热服。头疼,加连须葱白三茎。

人参败毒散　歌云:人参败毒草川芎,桔梗柴苓枳壳从,更入前胡羌独活,枣姜煎服有神功。

治风湿身肿,体痛恶风,疫疠,四时通用。

人参　甘草　川芎　桔梗　柴胡　茯苓　枳壳　前胡　羌活　独活

右等分。水二钟、姜三片、枣一枚,煎取八分,食远服。

五积散　歌云:五积芎麻夏芍归,芷苓苍桂壳陈皮,干姜朴梗同甘草,散逐寒邪效取奇。

治外感风寒,胃寒湿,身体重痛。

川芎　麻黄　半夏　芍药　当归　白芷　茯苓　苍术　官桂　枳壳　陈皮　干姜　厚朴　桔梗　甘草

右等分。水二钟,姜三片,煎取八分,温服。

理中汤　歌云:理中汤用草干姜,白术人参等分良,四体厥寒加附子,腹疼呕乱即无伤。

治太阴自利不渴,寒多而呕,腹痛,霍乱,鸭溏,蛔厥,四体寒冷。

白术　人参　干姜　甘草　附子

右等分。水二钟,煎取八分,温服。

气[1]门

气证论

天[2]地之气,常则安,变则病。而人禀天地之气,五运迭侵于外,七情[3]交战于中,遂有九气之分,而百病皆由之而生。如怒则气上,喜[4]则气缓,悲则气消,恐则气下,寒则气收,炅则气泄,惊则气乱,劳则气耗,思则气结,此九气

---

1 气:原字残缺。据原目录补。
2 天:原阙。据文义补。
3 情:原阙。据文义补。
4 喜:原阙。据文义补。

者，皆能致其疾。怒气所至，为呕血，为飧泄，为诸厥，为筋纵，为胸满胁痛，为喘渴烦心，为目暴盲、耳暴闭。食则气逆不下，发于外，为疽痈。喜气所致，为多笑，为毛焦，为肉病，为阳气不收，甚则为狂。悲气所致，为阴缩，为筋挛，为肌痹，为脉痿，男为溲血，女为血崩，为酸鼻辛颏，为目昏，为少气，为泣。恐气所致，为破䐃脱肉，为骨酸痿厥，为面热肤急，为阴痿，为惧而脱颐；惊气所致，为潮涎，为目睘[1]，为口呿[2]，为痴痫，为僵仆，久则为痿[3]痹。劳气所致，为咽噎，为喘促，为嗽血，为腰痛骨痿，为高骨坏，为阴痿，男为少精，女为不月。思气所致，为昏瞀，为中痞，为咽嗌不利，为胆痹呕苦，为筋痿，为白淫，为不嗜食。寒气所致，为上下所出水液澄澈清冷，下痢清白，腹满急痛，癥瘕癫疝，屈伸不便，厥逆禁固。炅气所致，为喘呕吐酸，暴注转筋，小便浑浊，腹胀如鼓，痈疽疡疹，瘤气结核，吐下霍乱，衄蔑血污，身热恶寒，战栗谵妄。此九者，《内经》皆以五行相胜之理治。夫怒伤肝，肝属木，怒则气并于肝而脾土受邪，木太过则肝亦自病。喜伤心，心属火，喜则气并于心而肺金受邪，火太过则心亦自病。悲伤肺，恐伤肾，思伤脾，而肺肾肝[4]之自病亦同。以至寒伤形，形属阴，寒胜热则阳受病，寒太过则阴亦自病；炅伤气，气属阳，热胜寒则阴受病，热太过则阳亦自病。凡此又更相为治。故悲可以治怒，喜可以治悲，恐可以治喜，怒可以治思，思可以治恐，炅可以治寒，寒可以治炅，逸可以治劳，习可以治惊。九气之治，各有分别如此，然《局方》多用气药。固然，但不分其夹热、兼痰、虚实之例，而于寒热二证，亦似谓备，于九气兼用气药，其弊甚矣。且七情诸证有承逆厥中之例，人有苦乐安扰之异，是以先哲就用五志相胜之理治之药之，于伤寒、温暑自有其例也。后世不能本此，恃之于药，而相胜之理不行。况其药不热即峻，虚虚实实，不无差误。故河间等出，究病机所至之因，以平火为主，兼五志相胜之理为治，应变亦已至矣。而东垣、丹溪更论诸气为病，有郁、痞、逆、滞不同，随证用药，有寒、热、温、凉之

---

1 睘：原作"罢"。同"睘"，据改。睘，音 qióng（穷），直视、惊视。《素问•诊要经终论篇》："目睘绝系。"
2 呿：qū（区），张开。《庄子•秋水》："公孙龙口呿而不合。"
3 痿：qún（群），麻木。《素问•五常政大论篇》："皮痿肉苛，筋脉不利。"
4 肝：疑为"脾"之误。

异。如劳气者宜补中益气、滋阴助阳，或兼□[1]挟之邪，论治深备先哲之旨趣也。又有因忧恚寒热，动气伤神，致阴阳不和，脏腑生病，结于胸中，遂成五膈之病。一曰忧膈，胃中气结，津液不通，饮食不下，羸弱短气；二曰恚膈，心下实满，噫辄醋心，饮食不消，大小便不利；三曰气膈，胸胁逆满，噎塞不通，噫闻食臭；四曰寒膈，心腹胀满，咳嗽气逆，腹上苦冷，雷鸣脐痛，不能食肥；五曰热膈，五心中热，口烂生疮，四肢烦重，唇口干燥，身体或热，腰背疼痛，胸痹引背，不能多食。又有破滞气之论，曰：气结则生痰，痰盛则气愈结，故调气必先豁痰。如此气汤以二陈为主，而佐之以辛，盖良法也。况夫冷则生气，调气须用豁痰，亦不可无温中之剂。不然，七情相干，痰涎凝结，如絮如膜，如梅核窒碍于喉咽之间，咯不去，咽不下。或中满难食，或上气喘急，曰气滞，曰气秘，曰气中，以至五六聚疝癖癥瘕，心腹块痛，发则欲绝，殆无往而不至矣。

顺气木香散　歌云：木香顺气草茴香，桂朴丁陈桔梗苍，更入缩砂姜二味，和里快膈最为良。

治气不升降，呕逆恶心，胸膈痞闷，胁肋胀满，噫气吞酸，心脾刺痛，大便不调，面黄肌瘦。妇人血气冷，一切刺痛，并皆治之。

丁皮不见火　砂仁　良姜炒　肉桂去皮　干姜炮[2]　甘草炒　陈皮　厚朴去皮，姜制　苍术米泔浸　桔梗　茴香各五分

右水二盏、姜三片、枣二枚，煎取八分，不拘时温服。

蟠璁[3]散[4]　歌云：蟠璁散用草蓬棱，胡索丁皮共茯苓，苍术槟榔青与桂，砂仁姜剂效如灵。

治男子、妇人脾胃虚冷，攻筑心腹，胁肋刺痛，背项拘急疼痛，时或呕逆，霍乱转筋，泄泻，膀胱气刺，小肠及外肾[5]肿痛。妇人血气滞气攻刺，癥瘕块

1　□：此字原缺损难辨。

2　炮：原误作"泡"。据《太平惠民和剂局方》卷三"顺气木香散"改。

3　葱：原作"璁"。据下文歌诀中作"葱"改。与《普济方》卷二十五引"蟠葱散"合。

4　蟠葱散：据本方歌诀及《普济方》卷二十五引"蟠葱散"当尚有"青皮、丁皮、缩砂仁"三味。供参考。

5　肾：原误作"虚"。据《普济方》卷二十五引"蟠葱散"改。

硬，脐腹疼痛，并皆治之。

玄胡索　苍术米泔浸　甘草　茯苓去皮　蓬术　三棱煨　槟榔各七分　肉桂去皮　干姜炮，各五分

右水二钟、连须葱白一茎，煎取八分，食前热服。

七气汤　歌云：和剂方中七气汤，桂参半夏用非常，更加甘草同姜枣，服治虚痰内气伤。

治虚冷上气及寒、热、恚、怒、忧、喜、愁诸气所伤，痰结聚积，心腹绞痛，不能饮食，时发时止，发即欲死，此药治之。

人参　甘草炙　肉桂各一钱　半夏汤泡七次，五钱

右㕮咀，水二钟、姜五片、枣一枚，煎至八分，食前稍热服。

五膈宽中汤[1]　歌云：宽中快膈出名方，丁朴青皮草木香，香附砂仁并豆蔻，盐[2]姜煎服效非常。

治因忧恚寒热，动气伤神，致阴阳不和，脏腑生病，结于胸膈，遂成五膈之病，及一切诸气，并皆治之。

白豆蔻去皮　甘草炙　木香　厚朴去皮，姜汁炙　砂仁　丁香　青皮去皮　陈皮　香附子炒

右等分。水二钟、姜三片、盐少许，煎取八分，不拘时服。

复元通气散　歌云：复元通气成名散，山甲玄胡草木香，白丑陈皮茴共剂，腰疼酒服实时康。

治气不宣流，或成疮疖，并闪挫腰胁，气滞不散。

茴香　穿山甲蛤粉炒[3]，各二两　白牵牛炒　玄胡索　甘草炙　陈皮　木香各一两[4]

右为极细末。每服一钱，热酒调服。

分心气饮　歌云：分心白术果苏桑，丁皮陈朴草藿香，木香香附参冬桔，大腹槟榔服最良。

治男子、妇人一切气不和，心胸痞闷，胁肋虚胀，噎塞不通，呕哕恶心，头

1　五膈宽中汤：此方剂出于《太平惠民和剂局方》卷三“治一切气”，原方名为“五膈宽中散”。

2　盐：原字漫漶似“芷”。然方中并无此药，据煎服法中提到用水、姜、盐煎补正。

3　炒：原误作“泡”。据《普济方》卷二百七十二引“复元通气散”改。

4　各一两：原脱。据《普济方》卷二百七十二引“复元通气散”补。

目昏眩，四肢倦怠，口苦舌干，饮食减少。

木香不见火　桑白皮　丁皮　槟榔　桔梗　麦门冬去心　草果仁　大腹皮　厚朴姜制　白术　人参　香附　紫苏　陈皮　藿香　甘草炒各六分

右等分，水二钟，煎至八分，食远温服。

苏子降气汤　歌云：降气汤中苏子归，前胡厚朴桂陈皮，更加半夏半甘草，姜枣同煎效可推。

治虚阳上攻，气不升降，上盛下虚，痰涎壅盛，咽喉不利，头目昏眩，肢体浮肿。

前胡　紫苏子　半夏汤泡七次　川当归　甘草　陈皮　厚朴各一钱　肉桂七分

右水二钟、姜三片、枣一枚，煎取八分，不拘时热服。

沉香降气汤　歌云：沉香降气用沉香，附子砂仁甘草良，更入少盐汤调服，阴阳气滞实时康。

治阴阳壅滞，气不升降，胸膈痞塞，咳嗽痰涎，脾胃渴饮，胁下支结，及中寒咳逆，脾湿泄泻，脐下撮痛，毒气上冲，心腹坚满，肢体浮肿，并皆治之。

香附子炒一两　沉香一钱八分　砂仁一钱　甘草二钱

右为极细末。每服三钱，入盐少许，热汤食前调服。

疝　门

诸疝论

《难经》曰：任之为病，其内苦结，男子为七疝，女子为瘕聚。盖疝专主肝经，宜通勿塞。彼人之睾丸，主少阴肾囊，卵主太阳膀胱，其所患处，系厥阴肝木之地，《经》曰：肝者，筋之合也。与其所会于睾囊则曰疝，主肝经。然肝为相火，有泻无补，故言宜通勿塞也。论者有言疝属寒者，有言属湿热、痰积，因寒郁而作者，有言兼寒热者，有言分三因者，而总不外于七疝名证。若其状囊冷结硬如石，阴茎不举，或控睾丸而痛，是为寒疝，此乃因于坐卧湿地，或涉寒水，或冒雨雪，或卧砖石或风冷处，使内过劳所致也。若肾囊肿痛，阴汗时出，或囊肿而如水晶，或囊痒而出黄水，或少腹按之作水声，是为水疝，此乃因于饮水醉酒，使内过劳，汗出而遇风冷湿之气，聚于囊中，故水多而卒成疝也。若阴茎肿胀，或溃或脓，或痛而里急筋缩，或茎中痛极则痒，或挺纵不收，或白物如精，随溲而下，是为筋疝，此乃因于房室劳伤及邪术所致也。若状如黄瓜，在少腹两傍横骨两端约中，俗云便痈，是为血疝，此乃得于重感春夏大燠，劳于内，气血流溢，渗入胕囊，留而不去，结成痈肿，必脓少而血多也。若其上连肾区，下及阴囊，或因号哭分心，怒则气郁而胀，罢则气散者是也。或小儿多有此疾，俗曰偏坠，得于父已年老，或年少多病，阴痿精怯，强力入房，因而有子，胎中病也，此为宿疾，难治。若其状如瓦，卧则入腹，行立则小腹入囊中，是为狐疝。盖狐则昼出穴而溺，夜则入穴而不溺，此疝出入上下，正与相类也，亦与气疝大同小异。若其阴囊肿缒，如升如斗，不痒不痛，是为㿉疝，此乃得之地气卑湿所感也。然阴㿉有四种：小腹引痛，吊急偏坠，肿痒结硬，水出，此肠㿉也；硬肿，引腹脐绞痛，囊肿成疮痈，出黄水，此卵胀也。四者治有难易。又有名为木肾者。人惟嗜欲内戕，肾家虚惫，故阴阳不相交，水火不相济，而沉寒涸冷凝滞其间，胀大作痛，顽痹结硬，势所必至矣。或因房劳，外袭风冷，肾气不能宣，此气㿉也；或肾外腹及茎肿，此水㿉也。

凡此形证，虽兼脏气，多属外因，亦在随因致治。若风则散之，寒则温之，湿则燥之，暑则利之。若血疝则和其血，气疝则散其气，而筋疝则以降火之剂和之。因病用药，渐以求愈可也。若夫睾丸反缩，脐腹急痛，手足厥冷，脉沉细而汗出者，在所不治也。又女人阴户突出，虽亦此类，乃热则不禁固也，不可遂谓虚寒而涩之、燥之、补之，本名曰㿉。宜以苦下之、苦坚之以求效，亦无不可也。

乌苓通气散　歌云：乌苓通气草陈皮，香附糖求[1] 白术归，猪泽乌苓槟芍药，木香胡索胀为奇。

治一切疝疾，无问远近、寒热、风湿、气滞。

芍药　当归　乌药　香附　糖求　陈皮各一钱　白术　槟榔各七分　玄胡索　茯苓　泽泻各五分　猪苓　甘草　木香各三分

右水二钟、姜三片，煎取八分，去滓温服。如恶寒脉沉细，加吴茱萸。

---

1 糖求：即棠梂之俗写。棠梂子为山楂果别名。

济生橘核丸　歌云：橘核为丸疗疝珍，木[1]香海藻练[2]桃仁，桂通海带并昆布，厚朴玄胡枳实匀。

治四种癫病，卵核肿胀，偏有小大，或坚硬如石，痛引脐腹，甚则肤囊肿胀成疮，时出黄水，或成痈溃烂。

橘核炒　海藻　昆布　海带各洗　川练子肉，炒　桃仁麸炒，各一两　厚朴制　木香　枳实麸炒　玄胡索麸炒　桂心　木通各五钱

右为细末，酒糊为丸，如梧桐子大。每服七十丸，空心，盐酒、盐汤下。虚寒甚者，加炮川乌一两；坚胀久不消者，加硇砂二钱，醋煮旋入。一方用橘核、桃仁、栀子、川乌、茱萸为散，煎服，名橘核丸。

补肾汤　歌云：补肾须用白术芪，参苓附子木瓜随，芎苏羌活沉香草，疝气游疼治所宜。

治寒疝入腹，小肠疼痛，时复泄泻，胸膈痞塞。

人参　茯苓　黄芪　附子炮　白术各五钱　木瓜[3]　羌活各五分　沉香四分　甘草炙　川芎各一分　紫苏二分

右㕮咀。水二钟、姜三片、枣一枚，煎至八分，空心热服。呕吐加半夏。一方以枳实、山栀、山查、吴茱萸各等分，为丸，治诸疝，定痛，速效。

益智汤　歌云：益智仁汤用二姜，乌头甘草及茴香，青皮少入盐煎服，积疝连疼渐自强。

治疝气痛连小腹，其脉沉紧，是肾经有积冷所致。

益智仁　干姜炮　甘草炙　茴香炒，各三钱　乌头炮　生姜各五钱　青皮[4]

右㕮咀。水一盏半、盐少许，煎取七分，空心热服。

茱萸内消丸　歌云：内消丸用泡陈[5]皮，茴练青陈肉桂宜，山药木香蔺共服，补虚消疝效无遗。

治肾与膀胱经虚，为邪气所搏，结成寒疝，伏留不去，脐腹疼痛，小肠气痛，阴核偏大，肤囊痈肿，结硬牵急，瘙痒疼痛，时出黄水。此药服之，补

1　木：原误作"术"。本方无白术、苍术及莪术，方中共 12 味药，故"术"当为"木"之误，据改。

2　练：繁体作"練"，通"楝"。

3　瓜：原误作"香"。本方歌诀及《奇效良方》卷四十七《疝门》"补肾汤"，均有木瓜而无木香，据改。

4　青皮：原书此方未出剂量。

5　陈：此方歌诀中漏了"吴茱萸、山茱萸"二味，而"陈"字出现两次。此字似为"茱"或"萸"之误。

虚消疝，其效如神。

吴茱萸汤泡　陈皮　川练蒸，去皮、核　肉桂　马蔺花醋炙　青皮　山药焙　茴香炒　山茱萸去核,各二两　木香一两

右为细末，酒糊丸如梧子大。每服三十至五十丸，空心，温酒或盐汤下。

川椒丸　歌云：川椒去目地黄归，山药苁蓉苍术随，八角茴香茯苓芍，川芎甘草是良媒。

治诸疝疼痛，肾肿，寒热下虚。

川芎　白芍药　熟地黄　当归　肉苁蓉　山药　茯苓　苍术米泔制　八角茴香　甘草　川椒去目

右各等分为细末，酒糊为丸。每服八十丸，盐酒送下。

消疝蟠螁散　歌云：诸疝玄胡苍术姜，三棱蓬术茯苓榔，砂仁肉桂丁皮草，全赖青皮共作方。

治诸寒疝呕吐，胸满，肚腹疼痛。

玄胡索　苍术　甘草　三棱　蓬术　茯苓　青皮　砂仁　干姜　槟榔　肉桂　丁皮

右等分，为细末。每服二钱，好酒调下无[1]。

八一汤　歌云：八一汤头名最奇，山查苦练五灵脂，陈皮归芍山栀茯，胡索黄连十味齐。

治小腹冲心，而腹为冲疝，女子为瘕痞[2]。

当归　芍药　陈皮　山栀子炒各一钱　玄胡索　黄连炒　茯苓　山查各七分　五灵脂　苦练各五分

右水二钟、姜三片，煎取八分，温服。

葱白散　歌云：散名葱白芎归朴，壳桂三棱川练茯，木香茴曲麦门蒁，干地参姜青芍续。

治一切冷气及膀胱气发，攻刺疼痛；妇人胎前、产后，血气刺痛。

川芎　当归　枳壳　厚朴　桂心　青皮炒　干姜炮　茴香炒　茯苓　川练肉炒　麦门冬　神曲炒　三棱炮　蒁术醋炒　干地黄　芍药　木香　人参

右㕮咀。每服一两，水二钟、葱白二个，煎取八分，入盐少许，空心热服。

1　无：此下疑脱"时"字。
2　痞：此字疑为"疝"字误。

卷之七

钱塘　陈谏直之　类集

心　痛　门

心痛论

心痛有九种，心为五脏主，正经不可伤。若真心痛，手足青过节，旦发昼死，昼发夕死。今所载者，心有包络，脉是心之别脉也。风冷所乘，痛在中脘，因名心痛，乍轻乍重，未至于死。手少阴心之经，其气逆为阳虚阴厥，亦令心痛，其痛引喉是也。心间急痛，为脾心痛；腹胀而心痛，为胃心痛；下重而苦泄，为寒中，名肾心痛。亦有客忤鬼气而心痛者；又有热厥心痛，身热足寒，痛甚则烦燥[1]而吐，额自汗出者；有大实中痛，因气而食，卒然发痛，大便或秘[2]，久而注闷不能饮食者；有寒厥心痛，手足逆而通身冷汗，便溺[3]清利，或大便而不渴者。寒厥暴痛，非久病也，急当治之。是知久病无寒，暴病非热也。所谓九种心痛，曰饮、曰食、曰风、曰冷、曰热、曰悸、曰虫、曰疰、曰来去者。凡治此病，必先问平日起居，且须分久新。若明知身受寒气，口食寒物而病于初得之时，当用温散或温利之药。若其病得之稍久，则成郁矣，郁则蒸热，热久必生火，《原病式》中备言之矣。若欲行温散、温利，宁无助火添病邪？

茯苓补心汤 方见虚损门。

治心气不足，怔忡，烦燥闷及心脾疼痛。

玄胡索汤　歌云：玄胡索桂及姜黄，赤芍当归没乳香，甘草蒲黄木香[4]剂，心疼腹痛最为良。

治心腹疼痛，手足寒冷，厥逆，呕吐，昏迷。

玄胡索　官桂　姜黄　赤芍　当归　没药　乳香　甘草　蒲黄　木香各等分

右作一贴，水二钟、姜二片，煎八分，食后服。

七气汤　歌云：七气汤中用乳香，人参官桂与生姜，玄胡半夏并甘草，疗服心疼效莫量。

治七气为病及外感风寒为心痛，呕逆恶心，胸满肠胀。

1　燥：通"躁"。
2　秘：原阙。据《脉因证治》卷一《心腹痛》补。
3　溺：原阙。据《脉因证治》卷一《心腹痛》补。
4　木香：原字漫漶不清。本方歌诀中缺木香，据补。

乳香　人参　官桂　玄胡索　半夏　甘草各等分

右作一贴，水二钟、姜五片，煎八分，食后温服。

却痛散　歌云：却痛散中用石蒲，木香官桂及川乌，蒲黄归与灵脂共，更入胡椒心痛苏。

治心气冷痛不可忍，手足寒厥，面青欲吐。

木香　官桂　川乌　蒲黄　五灵脂　胡椒　石菖蒲　当归

右等分。水二钟、生姜三片，煎七分，食远热服。

淡[1]寮茴香散　歌云：茴香散入草苓姜，草豆仁萸夏木香，苍术丁香并姜片，少盐煎服痛须强。

治脏腑积冷，心脾绞痛不可忍。

小茴香　甘草　茯苓　草豆仁　吴茱萸　半夏　木香　苍术　丁香　片姜

右等分。作一贴，生姜五片，入盐少许，煎七分，食远热服。

撞气阿魏丸　歌云：茴椒青草芷砂仁，莪术丁皮芎桂陈，四两生姜淹宿炒，砂衣阿魏糊丸匀。

治五种噎疾，九般心痛，痃癖气块，冷气攻刺腹痛，呕吐酸水，丈夫小肠疝气，妇人血气。每十两用阿魏五钱，和糊为桐子大，朱砂七钱为衣。男子炒姜盐汤送下，女人酸醋汤送下。每服五十丸，食远服。

茴香炒　青皮去白　甘草炒　蓬莪术炮　川芎　陈皮各一两　白芷半两　丁皮一两　砂仁　肉桂各半两　生姜四两，切作片子，用盐半两淹一宿，炒黑色　胡椒　阿魏五钱，醋浸一宿，以面为糊，入阿魏同和为丸。

头 痛 门

头痛论

头痛多属三阳经受风寒，伏留不[2]去所致。然伤寒头痛，虽属三阳，惟太阳经独多[3]。盖太阳为病属表，而头痛专为主表，虽有伤寒六七日，头痛，不大便，有热者，若小便清，知热不在里，仍在表，是知头痛属乎表者明矣。太阴、少阴二经之脉，从足至胸而还，不上循头，故无头痛。《简易》云：少阴亦有头

1　淡：底本作"澹"。同"淡"，据改。

2　不：原误作"下"。据文义改。

3　多：原脱。据《伤寒证治准绳》卷二《太阳病·头痛》补。

痛连齿之证，以肾所自生也。若厥阴头痛，至或痛甚，入于脑而手足寒者，名为真头痛，更非药所能愈。若太阳头痛，汗出恶风，为中风；头痛，无汗恶寒，为伤寒。头痛耳鸣、九窍不利者，肠胃之所生，乃气虚头痛也。心烦头痛者，病在膈中，过在手巨阳、少阴，乃湿热头痛也。如气上不下，头痛巅疾者，下虚上实也，过在足少阴、巨阳，甚则入肾，寒湿头痛也。如头半寒痛者，先取手少阳[1]、阳明，后取足少阳、阳明，此偏头痛也。而丹溪又以头痛多主于痰，痛甚者火，多有可吐、可下者。是知头痛所感不一，因其所感而投以治法，勿令致误可也。

葛根葱白汤　歌云：葛根葱白加知母，芍药干姜及片芩，六味煎来成一服，头疼不绝有神功。

治外感风热，头疼不止。

葛根　知母　芍药　干姜　川芎各等分

水二钟、葱白二支，煎七分，食后温服。

三阳头痛方[2]　歌云：羌活柴胡白芷风，升麻荆芥葛根芎，芍药细辛随加减，煎来更用带须葱。

治三阳头痛不可忍。

羌活　柴胡　白芷　防风　升麻　荆芥　葛根　川芎　芍药　细辛

右水二钟、葱白一支，煎至八分，食后服。

顺气和中汤　歌云：宝鉴和中白术芪，参归柴草蒿陈皮，升麻芍细蔓荆子，气弱头疼服最宜。

治年高气弱，清气不能上升，昏闷头痛恶风，不喜饮食，困倦。

白术　黄芪　人参　当归　柴胡　甘草　蓬蒿　陈皮　升麻　芍药　细辛　蔓荆子

右水二钟、枣一枚，煎八分，食远服。

川芎散　歌云：川芎散内用升防，藁本柴胡生地黄，更入芩连羌活草，头疼昏晕实时康。

治头目不清，痰逆呕吐，头痛。

1　少阳：原误作"阳少"。据文义乙转。
2　三阳头痛方：原方未出剂量。

升麻　防风　藁本　柴胡　生地黄　黄芩酒炒　黄连炒　羌活　甘草

右等分。水二钟，煎八分，食后温服。

头 眩 门

头眩论

诸风掉眩，皆属于肝木。肝风上攻则眼花屋转，起则眩倒。外感见六淫，其内伤七情者，藏于不平，郁为痰饮，随气上逆而眩晕。若疲劳过度，上实下虚，金疮出衄，便利失血，亦令眩晕。盖眩晕既属肝木，使风木旺，必而金衰，不能制木，而木复生火。风皆属阳，阳主乎动，两动相搏，则为之旋转。故火本动也，焰得风则自然旋转也。眩晕，人皆称为上实下虚，而不明言其所以然之故。盖所谓虚者，血与气也；所谓实者，痰涎风火也。原病之由，有气虚者，乃清气不能上升，或汗多亡阳而致，当升阳补气；有血虚者，乃因亡血过多，阳无所附而然，当益阴补血。有因痰涎遏郁，遏者宜开痰导郁，重则吐下。有因风火所动者，宜清上降下。若因外感而得者，又当以散邪为主。各求其本而用药则善矣。

伤寒眩晕芎术汤[1]　歌云：芎术加甘草，名为芎术汤，更加汤泡夏，头晕即须康。

治风湿头重眩晕，痛极恶心不食。

川芎　白术　甘草　半夏泡五次，各一钱。如吐，加砂仁、细辛、陈皮

右水二钟，煎八分，食远温服。

经验天麻汤　歌云：经验天麻有茯神，茱萸山药草人参，陈皮白术[2]川芎芍，后用当归各等分。

治元气虚弱，头目眩晕，昏闷，四肢倦怠，不思饮食。

天麻　川芎　白芍药　人参　陈皮　山茱萸肉　山药　茯神　甘草　当归

右等分。水二钟，煎至八分，食远温服。

直指香橘饮　歌云：直指香橘饮姜陈，木香白术与砂仁，丁香半夏苓甘草，气虚头眩效若神。

1　芎术汤：原脱。据下文歌诀补。此前"伤寒眩晕"四字为本方主治，不作方名处理。

2　白术：此药以下方剂组成没有，存疑。

治气虚血虚眩晕。

木香　白术　半夏　橘皮　白茯苓　砂仁各半两　丁香　甘草炙，各一钱

右剉。每服八钱，姜五片，煎至八分，食远服。本方加芎、归各一钱、官桂半两，治血虚眩运。

按《直指方》云：淫欲过度，肾家不能纳气归元，使诸气逆奔而上，此眩运出于气虚也；吐衄崩漏，肝家不能收摄荣气，使诸血失道妄行，此眩运生于血虚也。夫既曰肾家不能纳气，使气奔上，而用此香辛热之药，果能降气乎？气虚，此药果能补气乎？又曰：血虚加芎、归、官桂，夫血虚用芎、归则可，加官桂、丁香、木香，纵使血有虚寒，其害将何如哉？孟子所谓"尽信书，则不如无书"者，正此类也。平日曾经验，不敢不录，高明者请自裁之。

六合汤　歌云：六合汤归熟地黄，川芎芍药草苓羌，秦艽白术天麻剂，头晕风虚即见康。

治一切失血过多，并风虚眩晕不苏。

当归　熟黄　川芎　芍药　甘草　茯苓　羌活　秦艽　白术　天麻

右等分。水二钟，煎八分，食远温服。

腹　痛　门

腹痛论

寒气入经而稽迟，泣而不行，客于脉外[1]则血少，客于脉中则气不通，而故因以作[2]痛。东垣曰：腹中诸痛，皆因劳役过甚，饮食失节，中气不足，寒邪乘虚而入以致痛。正谓是也。其痛有卒然而起，卒然而止者，或痛甚不可按，或按之而痛止者，或喘动应手者，或胁肋与小腹相引而痛者，或腹痛引阴股者，或卒然痛死，少而间复生者，或痛而呕、痛而泄者，或痛而闭不通者，病形不同，要皆寒气所因。人有明知误食冷物，脐腹痛不可忍，得热熨则止，以热治寒，治之正也；然又有热郁于内而腹满坚结痛者，是痛属热也；又有邪气聚于下焦，血气不得行，或溺或血，留滞于下，因生胀满而痛者，是痛属血也；又有

1　脉外：原误倒为"外脉"。据文义乙转。

2　作：此下原衍"作"。删。

食积于内，脏腑被伤而痛者，是痛属积也；又有痰因气滞而聚，既聚则碍其道路，不得运而痛者，是痛属痰也。故丹溪言腹痛有寒热、死血、食积、湿痰之不同者，以此也。夫诸痛虚实，又在按之不痛为虚，痛者为实，人当因其病而投其药可也。

黄芩芍药汤　歌云：黄芩芍药汤，甘草共同方，脉洪腹痛者，一服便安康。

治腹痛脉洪。

黄芩　芍药　甘草

右水二钟，煎至八分，食远热服。

桂枝大黄汤　歌云：桂枝与大黄，芍药共为汤，大枣同煎服，腹痛即见康。

治腹痛烦燥。

桂枝　大黄　芍药

右等分。水二钟、姜三片、枣一枚，煎八分，食远热服。

理中丸　歌云：干姜并白术，附子草人参，等分煎来服，理中功最深。

治肠胃受寒，腹痛，手足厥冷。

干姜　白术　附子火煨　甘草　人参各等分

右为末，煎茱萸汤打糊，丸如桐子大。每服八十丸，姜汤食后送下。

桂枝芍药汤　歌云：桂枝芍药汤，大枣草生姜，五味煎成服，腹疼即自强。

治腹满时痛，脉弱。

桂枝　芍药　甘草各一钱半　大枣二枚　生姜五片

水二钟，煎至八分，食远热服。

腰　痛　门

腰痛论

太阳气虚则邪客之，痛病生矣。夫邪者，是风、热、寒、湿、燥，皆能为病。盖腰乃肾之府，一身所恃，以为屈伸者也。故诸经皆贯于肾而络于腰脊，肾气一虚，凡冲风、受湿、伤冷、蓄热、血涩、气滞、水积、堕伤，与夫失志、作劳，种种腰疼，层见而重出矣。

治法不同，有宜下、宜补虚者。东垣曰：有房室劳伤，肾虚腰痛者，是阳气虚弱，不能运动，宜补阳也。如膏粱[1]之人，久服阳药，醉以入房，损其真阴，肾气热则腰脊痛而不能举，久则髓减骨枯，骨枯发为骨痿，阴之不足，宜补阴也。子和云：腰为肾府，血气不行，则沉痛不能转侧，宜大泻其湿，其痛自止也。

独活寄生汤　歌云：独活寄生参芍药，地黄牛膝共防风，细辛官桂秦芄草，杜仲当归苓与芎。

治因肾虚冷湿，坐卧当风，腰痛如折。

独活　桑寄生　人参　芍药　熟地黄　牛膝　防风　细辛　官桂　秦芄　甘草　杜仲　当归　茯苓　川芎

右等分。水二钟，煎至八分，去滓温服。

芎葛汤　歌云：芎葛汤中参桂风，细辛芍药在其中，麻黄枳壳同甘草，煎服腰疼最有功。

治腰脊连引臂痛，外邪风湿，痛不可忍。

川芎　葛根　人参　官桂　防风　细辛　芍药　麻黄　枳壳　甘草

右各等分。水二钟，煎至八分，去滓温服。

青娥丸　歌云：健腰壮肾有青娥，杜仲为君功最多，破故作臣当减半，胡桃在内亦相和。

杜仲姜炒一斤　破故纸炒八两　胡桃二十个去皮、膜[2]

右为末，酒糊和丸桐子大。五十丸空心，酒下，治诸般腰痛。

1　梁：通"粱"。
2　皮、膜：原误作"肉"。据《太平惠民和剂局方》卷五"青娥丸"补改。

卷之八

钱塘　陈谏直之　类集

妇 人 门

妇人妊娠总论

《易》曰：大哉乾元，万物资始；至哉坤元，万物资生。故今之阳施阴化，感而成娠，亦资始资生之理也。盖其兆形之初，命门先具，天一生水。壬为阳水，合丁之阴火而生丙，有命门然后生心，生血脉；丙为阳火，合辛之阴金而生庚，有心然后生肺，生皮毛；庚为阳金，合乙之阴木而生甲，有肺然后生肝，生筋爪；甲为阳木，合己之阴土而生戊，有肝然后生脾胃；癸为阴水而生甲，有大小肠、膀胱然后情性互相克制而形斯生成矣。然究其所以生成者，又皆随月而资养于母之经脉也。盖食气于母，所以养其形；食味于母，所以养其精。形精滋育，气味为本。故天之五气、地之五味，母既食之，胎又食之，外则充乎形质，内则滋乎胎气，皆藉气味之育养也。今胎之所食，始于厥阴。《圣济经》云：原四时之所化，始于木也。究十二经之所养，始于肝也。故一月血凝足，足厥阴肝经养之，胆乃肝之府；二月如胚兆，足少阳胆经养之；三月始成胎，手厥阴心胞经养之；四月阴灵为魄，手少阳三焦经养之；五月五行分五脏，火生土，足太阴脾经养之；六月六律定六府，足阳明胃经养之；七月精关窍通光明也，手太阴肺经养之；八月元神具降真灵也，手阳明大肠经养之；九月宫室罢布以定精也，足少阴肾经养之；十月受气足，万象全矣，足太阳膀胱经养之。自肝为始，脏腑相滋，多养三十日者，此食味于母，所以养其精也。且手太阳小肠经、手少阴心经，此二经不在十月养胎之数。平居之日，在下为月水，有胎之时，在上为乳汁，故不养于胎也。

又曰：一月为始胚，二月为始膏，三月为始胎。当胚胎之始，真气方遇，如桃花凝聚，其柔脆易坏也，故食必甘美，味忌辛辣。作胎之后，二气既凝，如泥在钧，若金在镕，惟陶冶之所成。子之在母，必赖其食以助养。故于四月始受水精，以成血脉，食宜稻粳、鱼雁；五月始受火精，以足其气，食宜稻麦、牛羊；六月受强金之精，以成筋，食宜鸷鸟猛兽；七月受坚木之精，以成骨，食宜粳稻，以密腠理；八月、九月受土石之精，以成肤膜、皮毛，则形已备矣。若能顺时数，谨人事，勿动而伤，则生育之道，得万全无一失矣。此但成形之论也。

又有至贵至重、灵万物、参三才而为圣贤者，则亦孕毓于其母，实赖母之栽培灌溉之助，故地之丰厚生物必华实，污薄者反是焉。母体地道，当贞静幽闲，节尔性度，和尔脉络，谨尔动履，视毋邪，听毋淫，出毋傲。如怀大，具南金坐索高价，庶几完一元纯粹正大之气。其所生之子，自然形容端悫[1]，才性轩挺，出于寻常万万矣。古人有胎教，而文王之母是其验也。岂可目斯言为迂阔，遂谓圣凡异其胎哉！

妇人病机论

予家自始祖底[2]杭，世业医术，更专女科，逮今已四百余年矣。而其相承之际，亦或有言论以遗后人，况予亦自丱[3]角即继业乎是，历起已将七旬。据先人之所言，参己之所见，而妇人之受病颠末，实惟致使之有其机也。大抵气失其平必致疾，而妇人气之不平，犹更倍于男子也。盖其性质多偏执而不知变，鄙啬而不知宜。厥阳之火，无日不起，兼之以外欲乖忤，七情内伤，而其火益炽于血脉之中。故经血妄行，遂成变生寒热、郁积胀满、痰痿劳瘵等证，甚至妊娠而胎自坠，正产而血上溢，未有不由气之所致者。故丹溪有曰：经水者，阴血也，阴必从阳，故其色红。血为气之配，气升则升，气降则降，气凝则凝，气滞则滞，此固《内经》之必然者也。予试观世之妇人，贤淑者良多，而间有刚愎以自用，嫉妒以相持，衅不由人而自速其毙者，固不足言矣。若彼处之无道，酿致逆戾，以成多疾者，又比因于男子也。何则？男子实妇人所仰为天者，今乃或溺于妓酒而身业费伤，或娱于宠幸而正偶仇敌，或偏于异育而嗣息乖情，或星星少忤而竟以燎原。彼固偏执鄙啬人也，复以是相助，必将忧劳内作，愤郁交并，大则变生旦夕而即取祸败，小则气血俱逆，经府两伤而百病骈作矣。揆厥所由，是谁之咎哉？《经》曰不治已病治未病，知机君子，诚能清心以寡欲，正己以正家，而使夫妇交相爱焉，不惟衍于嗣育，而妇人亦克以免厥疾，兹亦治未病之意也。予承先言，验以己见而特撰此论，以为世劝，请勿以为罪。

妇人无子论

天地感而物类蕃，夫妇交而人类续，古人自然常理也。间有交而不孕，孕而不男者，何也？盖阳宜实，阴宜虚，实则发必充，虚则受必固。且先后适宜，疾徐当节，以此而中和，得以此而子孙盛，决无疑矣。奈世俗执见，归咎于女之无子

---

1 悫：què（音确），恭敬、诚实。

2 底：通"抵"，按例通假字不改。

3 丱：guān（音关），两髻对称竖起的样子（据《诗经词典》）。据《诗·齐风·甫田》："总角丱兮。"

居多，溯责于男之无子恒少，殊不知狂阳妄施，叩击无度，耗损真元，肾虚泽竭，所系岂末简哉？况女子识顺承寂感之理者，百无二三；徇触机妄受之情者，十常八九。频仍接遇，血气乖和，或过热而经候溢奔，或伤冷而关络闭塞，崩漏带下，脏腑攻冲，风寒暑湿易侵，喜怒哀乐难制，其能永作成之功乎？此交相为用之失，无子明矣。至有一生产女，竟不育男者，实系于阳之微弱，乏耿贯之冲融，巧发不中故耳。其于嗣绝，岂不同归废弛哉？舍此不知讲求，却乃供佛饭僧，贴金塑像。泥风水不利，则起冢迁棺；感年命克刑，则禳星遣祟。惟积阴骘之言，近似有理而又谓之迂远，效未可必，君子将谁从乎？但当时动静得中和，斯定论矣，而存心制行庶几焉。若夫禁忌之方、固本之法、胎教之喻，又各有攸论在。

序经调经论

女子七岁肾气盛，齿更发长；二七而天癸至，任脉通，太冲脉盛，月事以时下。然冲为血海，任主胞胎，肾气全盛，二脉流通，经血渐行，应时而下。所以谓之月事者，平和之气，常以三旬一见，以像月盈则亏也。又谓经者常候，谓候其一身之阴阳愆伏，知其安危，故其来必以月，太过不及，皆为不调。若遇经脉行时，最宜谨于将理，将理失宜，受病匪轻。使当是时，或被惊则血气错乱，经脉斩然不行。逆于身，则为血分劳瘵等证。使劳力则生虚热，变为疼痛之根。恚怒则气逆，气逆则血逆。血逆于腰腿，则遇经行时而腰腿重痛，但过期即安矣。逆于头、腹、心、肺、背、胁、手、足之间而遇经痛，其证亦然。若怒极则伤肝，而有眼晕、胁痛、呕血、瘰疬、痈疡之病。加之经血渗漏于其间，遂成窍穴淋沥，无有已也。和平之剂，要在调养气血。盖血为气之配，气热则热，气寒则寒，气升则升，气降则降，气凝则凝，气滞则滞，气清则清，气浊则浊，悉皆因气而行。若其错经妄行者，气之乱也；行而成块者，气之凝也；将行而痛者，气之滞也；来后作痛者，气血俱虚也。色淡者，亦虚也，而又有水混之也；紫者，气之热也；黑者，热之甚也。过其期而来者，血虚少也；不及期而先来者，气与血俱热也；去多而不能住者，热极而溢也；若过期而又来之淡色者，必痰多也。过期而又作痛者，乃虚中有热也；将来作疼者，血实；而临行腰疼腹痛者，必郁滞有瘀血也。肥胖，饮食过度之人而经水不调者，必有痰湿也。肥人不及日数，而且经水过多者，痰多而又血虚有热也。又有痰多占住血海地位，因而下多，目致渐昏者；有经脉候微少，渐渐不通，手足烦疼，变生潮热而脉数者；有经行微少，或胀或疼而四肢厥痛者；有阴虚经脉不通、小便涩而身体疼痛者；有气充经脉，月事频并而脐下多疼者；有适来适断而遂致寒热往来者。病形难述，要皆气血被伤所致。人有见其血之或紫或黑者、作痛者，率指为风冷乘之，而行温热之剂，祸不旋踵矣。殊不知冷证外邪初感，入经必痛，或不痛者，久则郁而变热矣。且寒则凝，既行而紫黑，则又非寒也。况妇人性执而鄙，嗜欲加倍，藏府厥阳之火无日不起，而又加之以七情内动、外欲乖误、过伤劳役、感冒寒邪，气血一伤而变证百出。所谓犯时微若秋毫，感病重如山岳。治者必细察脉息，兼求病原，又当辨其有无外感，因是病而投是药。使气血调适、阴阳和平，则冲脉、任脉气盛，太阳、少阴所主之血，自将宣流依时而为和平也。盖冲任之脉，起于胞内，为经脉之海，手太阳小肠之经、手少阴心之经也。二经为表里，心主于血，上为乳汁，下为月水，于此得其平和，则病端自绝矣。

经闭不行论[1]

妇人脾胃久虚，或形羸，血气俱衰而致经水断绝不行；或病中消，胃热善食渐瘦，津液不生。夫经者，血脉津液所化，津液既绝，为热所烁，肌肉消瘦，时见渴燥，血海枯竭，病名血枯经绝，宜泻胃之燥热，补益气血，经自行矣。此证或经适行而有子，子不安，为胎病者有矣。或心胞洪数，燥作时见，大便秘涩，小便虽清不利，而经水闭绝不行，此乃血海干枯，宜调血脉，除包络中火邪，而经自行矣。《内经》所谓：小肠移热于大肠，为癥[2]瘕、为沉。月涩不利则月事沉滞而不利，故云为癥瘕、为沉也。或因劳心，心火上行，月事不来，安心补血泻火，经自行矣。故《内经》云：月事不来者，胞脉闭[3]也。胞脉者，属心而络于胞中，令气上迫肺心，气不得下，故月事不来，投以凉血和血之药，则经自行矣。兹皆确论，人当详佩可也。

经漏不止论[4]

妇人崩中，由脏腑损伤，冲任血气俱虚故也。冲任为经脉之海，血气之行，外循经络，内荣脏腑。若无伤损，则阴阳和平而气血调适；若劳动过多，致脏腑

1　论：原脱。据本书实际体例及原目录补。
2　癥：原误作"痣"。据《素问·气阙论篇》改。下一"癥"字同误，径改不注。
3　闭：原作"闷"。据《素问·评热病论篇》改。
4　论：原脱。据本书实际体例及原目录补。

俱伤而冲任之气虚，不能约制其经，故忽然暴下。又以为阴虚阳搏谓之崩，使妇人脾胃有亏，下陷于肾，与相火相合，湿热下迫，故经漏不止，其色紫黑。内有白带者，脉必弦细，寒作于中；内有赤带者，其脉洪数疾，而为热明矣。必腰痛或脐下痛，临经欲行，先见寒热往来、两胁急缩、四肢困热、心烦不得眠卧，宜大补脾胃而升举血气，可一服而愈。或人有意欲不遂，心气不足，其火大炽，旺于血脉之中，又致脾胃饮食失节，火乘其中，形质、肌肉、容颜似不病者，不行于诊，故脾胃饮食不调，其证显矣，而经水不时而下，或适来适断，暴下不止。治当大补气血，举养脾胃，微加镇坠心火之药。治其心，补阴泻阳，经自止矣。《痿论》云：悲哀太甚则胞络绝，则[1]阳气内动，发则心下崩，数溲血也。此经脉致病之因，本于脏腑损伤，并因热因虚，或悲哀七情等所致，无余蕴矣。

赤白带下论[2]

妇人有赤白带之证者，多本于阴虚阳竭，荣气不升，经脉凝泣，卫气下陷，精气累滞于下焦奇经之分，蕴积而成其病。或醉饱房劳，服食燥剂所致。又或冒伤风气湿热，或产后早起，不避风邪，风邪之气入于胞中，或中经脉，流转脏腑而发下血，名为带下。白者属气，赤者属血，赤者热入小肠，白者热入大肠。其本实热冤结于脉而不散，东垣举《脉诀》云：崩中日久为白带，漏下多时骨木枯。言崩中者，始病血崩，久则血少，复亡其阳，故白滑之物下流不止。详病亦有湿痰流注于下焦，或肾肝阴淫之湿胜，或因惊恐而木乘土位，浊液下流，或思慕为筋痿，或余经湿热，屈滞交攻于小腹之下。而病本殊，则皆为风血虚损，荣卫之精气累滞而成，其病一也。执剂之法，须以本部行经药为引用为使，大辛甘油腻之药润其燥而滋益津液，以大辛热之气味补其阳道、生其血脉，以寒苦之药涩其肺而救上。热伤气，以人参补之，以微苦温之药为佐而益元气。此治之大法也。丹溪言漏与带俱是胃中痰积流下，渗入膀胱所致，主治又以燥湿为先，调而中之，带自融矣。

四物汤 歌云：芍药当归肉，川芎熟地黄，妇人以胜药，四物出名方。

治月水不调，气血俱虚。女人诸疾，以此为主，更当随病加减。

---

1 则：据《素问•痿论篇》，此上有"胞络绝"三字。
2 论：原脱。据本书实际体例及原目录补。

芍药　当归　川芎　熟地黄

右等分。水二钟,煎取八分,温服。

胶艾汤　歌云:胶艾川芎草,当归芍地黄,经行无定止,一服即安康。

治劳伤血气,冲任虚损,月水过多,淋沥不断,脐腹疼痛;及胎动不安,腹痛下坠,劳伤胞络,胎动上抢,经血淋沥,气虚不能约制,日渐羸瘦。

阿胶　川芎　甘草　当归　艾叶　白芍药　熟地黄

右等分。水一钟半,煎取七分,食前热服。

逍遥散　歌云:逍遥散内用苓归,白术柴胡[1]芍药宜,甘草薄荷姜片服,血虚潮热效无遗。

治血虚烦热,肢体疼痛,头目昏重,口燥咽干,盗汗减食,血热相搏,月水不调,脐腹胀满;及室女血弱阴虚,痰嗽潮热,渐成劳瘵。

茯苓　当归　白术　柴胡　芍药　薄荷　甘草

右等分。水二钟、生姜三片,煎取八分,温服。

六和汤　歌云:六合汤中熟地黄,芎归蓬术效非常,更加芍药同为剂,经逆诸疼即见康。

治妇人经事不行,腹痛,结块疼痛,腰痛腿痛。

熟地黄　川芎　蓬术　当归　芍药

右等分。水二钟,煎取八分,去滓温服。

内炙散　歌云:内炙归芪熟地黄,草陈木藿小茴香,川芎白术桂山药,芍芷还须藁本[2]姜。

治血气虚损,崩中漏下,淋漓不已,或凝积血块,腰腹刺痛。凡月水不调、血晕头眩、七癥八瘕,并宜服之。

藿香　熟地黄　肉桂　小茴香各一两五钱　甘草炙　山药　当归　白芷　白术各八两　藁本　干姜炮　川芎　黄芪各二两　木香一两　陈皮四两　白芍药十两

右每服八钱,水二钟、姜五片,煎取八分,食远服。产后下血多,加蒲黄。

温经汤　歌云:温经归芍牡丹皮,炙草阿胶参桂齐,半夏川芎相等剂,麦门心去泡茱萸。

治冲任虚损,月水不调,或来多,或过期,或崩中去血太过,或损娠胎,瘀血停留,小腹急痛,五心烦热。

阿胶碎,炒　川芎　当归　人参　肉桂　甘草炙　芍药　牡丹皮　半

1　柴胡:原作“银柴”。据此下方组中有“柴胡”,无“银柴胡”改。

2　本:原误作“木”。药名当作“藁本”,据文义改。下一“本”字同改不注。

夏　吴茱萸汤泡　麦门冬去心

右等分。为一贴，水二钟、姜三片，煎取八分，食远热服。

柏子仁汤　歌云：小草当归柏子仁，阿胶香附鹿茸真，川芎续断维持血，炙草之中有茯神。

治妇人思虑过度，劳伤心经。心主血，心虚不能维持诸经之血，亦致崩中下血。

当归　川芎　茯神　小草　阿胶　鹿茸　柏子仁炒　香附便炒　续断酒浸　甘草

右等分。水二钟、姜三片，煎取八分，食远温服。

凉血地黄汤　歌云：凉血芩连芎地黄，蔓荆[1]藁本[2]细辛当，红花升柏知风草，荆芥柴羌出类方。

治妇人血崩。是肾水阴虚，不能镇守包络相火，故血走而崩也。气血下陷，非此不能治。

生地黄　黄连　羌活　柴胡　防风　黄柏　知母　升麻　藁本　细辛　川芎　甘草　荆芥　蔓荆子　黄芩　当归上等分　红花少许

为一贴，水二钟，煎至八分，食远温服。

吴茱萸汤　歌云：吴茱萸夏麦门冬，甘草当归白茯同，陈牡二皮姜细决，咬咀等分见神功。

治冲任衰弱，月候愆期，崩漏不止，赤白带下，小腹急痛。

吴茱萸　麦门冬　干姜　白茯苓　牡丹皮　陈皮　甘草　细辛　半夏七次汤泡　当归

右咬咀，等分。为一贴，水二钟、姜五片、枣一枚，煎八分，空心温服。

升阳燥湿汤[3]　歌云：加减升阳燥湿汤，白葵香附草风羌，柴胡[4]郁李归芩橘，服下通神病即康。

治崩漏，赤白带下，阴户控心急痛，身黄皮缓，身重如山，阴中如水。

防风　羌活　干姜　郁李仁　当归　甘草各一钱　柴胡一钱三分　橘

1　荆：原误作"京"。据以下方剂组成中"蔓荆子"药名改。

2　藁本：原误作"蒿本"。下凡遇此径改。

3　升阳燥湿汤：原出《卫生宝鉴》卷十八《妇人门》。《卫生宝鉴》方与此有出入，彼方有良姜，而无羌活、香附、当归。故歌诀之"加减升阳燥湿汤"一名更为合适。

4　胡：原作"芎"。据以下方剂组成及《卫生宝鉴》原方中均无含"芎"之药名，当删。为保持歌诀七言体例，补入"胡"。

皮　黄芩各五分　白葵花九朵　香附[1]醋炒

右㕮咀。分作二服，水煎，空心服。

戴人玉烛散　歌云：戴人玉烛散名方，归芍川芎熟地黄，大黄芒硝并甘草，服之顷刻病安康。

治经候不通，脐腹胀痛，连引胁痛。

当归　芍药　川芎　熟地黄各钱半　芒硝一钱　甘草炙，一钱　大黄一钱，去皮，酒洗，煨

右㕮咀。为一贴，水二钟，煎至八分，食远温服。

鹿茸丸　歌云：鹿茸丸内赤石陈，续断当归附子均，柏艾余粮同熟地，酒糊为丸服有神。

治冲任虚损，风寒所乘，以致不能受胎，故赤白带下，经水不准。

鹿茸炙　赤石脂　禹余粮各一两　续断二两　柏叶　附子炮　熟地黄　艾叶　当归酒浸　陈皮

右为末，酒糊丸梧子大。每五十丸，空心，温酒下。

卷柏丸　歌云：卷柏茸芪熟地黄，寄生赤石艾榆姜，芎归代赭并龙鳖，白石同香共一方。

治妇室腹脏冷热相攻，心腹绞痛，腰腿疼重，痿黄困乏，赤白带下。

黄芪蜜炙　熟地黄洗，各一两半　卷柏醋炙　赤石脂醋淬七次　鹿茸　白石脂　川芎　代赭石醋淬七次　艾叶醋炒　桑寄生　鳖甲醋炙　当归酒浸，各一两　木香　龙骨各半两　地榆一两　干姜炮，五钱

为细末，醋煮糯米糊丸，如梧子大。五十丸，空心，米饮汤送下。

简易当归散　歌云：简易当归散有名，芎芍黄芩术共成，山茱去核均为剂，一服教君病即轻。

治经候不调，或三、四月不行，或一月再至。

当归　川芎　白芍药　黄芩　白术　山茱萸肉各一两

右为细末。每服二钱，空心，温酒调下。

严氏抑气散　歌云：严氏抑气散加陈，茯神香附炙草真，㕮咀成末汤调下，和气宽中效若神。

治妇人气盛于血，变生诸证，头晕膈满，腹胁胀痛。

香附子四两，童便浸三宿　茯神　甘草炙，各二两　陈皮三两

右为细末。每服二钱，食前，沸汤调下。

1　香附：原方未出剂量。

交加地黄丸　歌云：交加地黄丸木香，人参芎芍归没姜，香附玄胡同为剂，女子瘦弱服非常。

治经水不调，血块成痞，肚胀疼痛，渐渐瘦损。

生地黄一斤　老生姜一斤　玄胡索　当归　川芎　白芍药　没药　木香各一两　桃仁去皮、尖　人参各一两　香附半斤

右先将地黄、生姜各捣汁，以姜汁浸地黄，地黄汁浸生姜，各浸一宿晒干。同余药为末，醋糊和丸桐子大。每服六十丸，白汤空心送下。

通经丸　歌云：通经丸用川乌桂，姜椒陈漆大黄归，桃仁莪术青红共，妇室成瘕效有奇。

治妇人室女经候不通，脐腹疼痛，或成血瘕肿胀。

川椒　莪术醋炒　干漆炒烟尽　当归　青皮醋炒　干姜炒　大黄酒煨　陈皮　桃仁去皮、尖，炒　川乌童便浸，煨　桂心　红花各等分

右为末，米醋糊和匀，木臼中杵千下，丸如桐子大。每服六十丸，姜汤送下。

秦艽扶羸汤　歌云：秦艽扶羸入当归，紫菀茸柴地骨宜，更加人参同鳖草，骨蒸劳瘵最为奇。

治肺痿骨蒸，已成劳嗽，或寒热声哑，体虚自汗，四肢怠堕。

柴胡　人参　鳖甲醋炙　秦艽　地骨皮　紫菀茸　当归酒洗，各一钱　甘草五分

㕮咀。为一帖，水二钟、姜三片、乌梅、大枣各一个，食后温服。

经验青蒿散　歌云：经验青蒿散有灵，鳖甲秦艽参草苓，白术柴胡桑地骨，瓜蒌仁服实时轻。

治妇人骨蒸劳瘵，增寒壮热，咳嗽。

青蒿春夏用茎叶，秋冬用子根，童便浸□[1]，三钱　鳖甲醋炙　白术煨　地骨皮　白茯苓　北柴胡　甘草炙　秦艽　拣参　瓜蒌实　桑白皮蜜炙，各一钱

右为一帖，水二钟、姜三片，煎至八分，温服。

琥珀散[2]　歌云：散名琥珀有蒲黄，赤芍当归又木香，莪术延胡并血竭，牡丹没药桂心良。

治血气攻心腹，烦燥闷乱，疼痛不止，及产后恶露不行，儿枕块痛。

琥珀　没药俱别研　当归　赤芍药　牡丹皮　延胡索　蒲黄　莪术　桂

1　□：原字阙损，无法辨认。

2　琥珀散：本方未出剂量。《太平圣惠方》卷七十一"琥珀散"（少血竭、木香）作各一两。《普济方》卷三百三十五引"琥珀散"（一方加血竭、木香等）作各等分。供参考。

心　血竭　木香

右为细末。每服二钱，白滚汤调下无时。

紫石英丸　歌云：龙骨余粮紫石英，苁蓉杜泽蛎人参，椒姜桂斛并甘远，五味当归桑寄生。

治月经不调。盖阴气胜阳则胞寒气冷，血不运行，《经》所谓：天寒地冻，水凝成冰。故令乍少而在月后；若阳气胜阴则血流散溢，《经》所谓：天暑地热，经水沸溢。故令乍多而在月前。当顺阴阳为福。

紫石英　禹余粮　桑寄生　人参　龙骨　官桂　杜仲　五味子　远志肉　泽泻　当归　石斛　苁蓉　干姜各一两　川椒　牡蛎　甘草各半两

右为细末，炼蜜丸如桐子大。每服六十丸，空心，米饮汤送下。

乌鸡丸　歌云：乌鸡山药益胎宫，熟地参芪白术芎，天麦二冬何首草，柴连归远肉苁蓉。

治妇人五心烦热，饮食少进，下元虚，子宫冷，赤白带下，经水不调。此药令人肥健，有子有孕，壮女人颜色，安胎，补气血。

胡黄连　银柴胡　人参　黄芪　熟地黄　肉苁蓉各一两半　远志去心　当归　川芎　天门冬　麦门冬去心　山药　何首乌　甘草　白术　五味子　秦艽各一两

右㕮咀。用乌鸡一只，吊死，去毛，以刀切细，同药并鸡，用陈好酒五斤、米醋一斤、水二斤，入于坛内，将坛口封固，悬挂锅内，用桑柴八十斤，文武火煮三昼夜。取出，焙干，为细末，炼蜜为丸桐子大。每服八十丸，空心，米饮汤送下。

当归芍药汤　歌云：当归芍药草陈皮，生熟淮黄白术芪，更入柴胡并苍术，调行经水不愆时。

治妇人经水不准，白带常行，头目眩晕，四肢无力。

当归　芍药　陈皮　甘草　白术　黄芪　柴胡　苍术　生地黄　熟地黄　川芎　人参

右等分。水二钟，煎取八分，去滓，食远温服。

补经固真汤　歌云[1]：补血固真归与参，柴胡陈草共黄芩，白葵花李仁姜剂，经血崩流即可禁。

治妇人崩中，血流不止。

当归　人参　柴胡　陈皮　甘草　黄芩　白葵花　李仁　川芎　地

1　歌云：歌诀与以下方剂组成有不同。缺"川芎""地榆""熟地黄"三味，多了"姜"一味。未知何意，维持原状。

榆　熟地黄

右等分。水二钟，煎至八分，食远服。

室女经闭成劳

人生以血气为本，而人之病未有不先于伤其血气者。世有室女，积想在心，思虑过当，多致劳损，遂至月水闭绝不行。盖忧愁思虑则伤心，心伤则血逆竭，逆竭则月水先闭。火既受病，不能荣养其子，故不嗜食。脾既虚则金气亏，故发嗽。嗽既作，水气绝而不能滋养百体，则四肢干枯。木气不充，故怒多发焦，筋痿身羸，遍传五脏，卒成劳证，此最难治。若或自能改易心志，用药扶持，则可得九死一生。举此为例，其余诸劳，可按脉与证而治之。或以为室女血热，多用凉药以解之，殊不知血得热则行，冷则凝，则经水渐致不通，手足骨肉烦疼，日渐羸瘦，变生潮热，其脉微数。此阴虚血弱，阳往乘之，少水不能制盛火，火逼水涸而因亡津液所致。法当养血益阴，慎勿以毒药通之也。又有谓女人天癸既至，逾十年，无男子合则不调；又逾十年，思男子合，亦不调。则旧血不出，新血误行，或溃而入骨，或变而肢肿，或虽合而难子。又有合男子多则沥枯。虚人产乳众则血枯杀，亦足以致疾也。

沉香鳖甲散　歌云：沉香鳖甲用归榔，半夏常山生地黄，白茯木香参柴草，青陈姜服效非常。

治室女经候凝滞，头目昏闷，五心虚烦，少食多困。

沉香　鳖甲　当归　槟榔　半夏　常山　生地黄　白茯苓　木香　人参　柴胡　甘草　青皮　陈皮

右等分。水二钟、姜三片，煎取八分，去滓温服。

劫劳散　歌云：劫劳散草芍黄芪，陈杏参归地骨皮，五味阿胶芩熟地，茯苓姜枣总相宜。

治女子心肾俱虚，水火不交，初则微嗽，遇夜发热盗汗，倦弱减食，恍惚，或唾中有血线者。

当归　芍药　黄芪　甘草　杏仁　人参　地骨皮　阿胶[1]　黄芩　五味子　熟地黄　白茯苓[2]

1　阿胶：此前原衍"五味"二字。其后又有"五味子"，据删。

2　白茯苓：原脱。据原方出处元•危亦林《世医得效方》卷九"劫劳方"补，与本方歌诀合。

右等分。水二钟，姜三片、红枣二枚[1]，煎取八分，去滓温服。

胎前论

凡妇人始自妊娠未及正产，谓之胎前。盖其胚胎造化之始，精移气变之后，保卫调适，固有道矣。天有五气，各有所凑；地有五味，各有所入。所凑有节适，所入有度量，凡所畏忌，悉知戒慎。资物为养者，理固然也。寝兴以时，出处以节，可以高明，可以周密，使暑湿风邪不得投间而入，因时为养者，理亦然也。以至顺喜怒，节嗜欲，作劳不妄而气血从之，皆所以保适妊娠，使诸邪不得干焉。苟为不然，方授受之时，一失调养，则内不足以为中之守，外不足以为身之强，气血弗充而疾病随焉。或胎动而下漏不止，或惊仆而上逼攻心。腰背受疼，由致伤乎肾经也；心腹卒痛，实客冒乎寒邪也。子痫、子悬，皆因血气之滞；吐血、衄血，悉本思虑之伤。或热积内蒸而胎死腹中，或气聚外感而产先其候，受证多端，难以尽述。且其食兔唇缺，食犬无声，食杂鱼而致疮癣之属，皆以食物不戒之过也。肾气不足而解颅，脾胃不和而羸瘦，心气虚乏而神不足之属，皆以血气不调之过也。诚能节其饮食，推而至于五味无或伤；调其气血，推而至于邪气无或乘。如此则荣卫调和，经养周足，时日至而生育顺成矣。

达生散　歌云：达生散用芍砂仁，白术参归甘草陈，枳壳青葱黄杨脑，紫苏大腹利妊娠。治受胎八九月，服之甚得力。

白术　人参　当归　甘草　陈皮　枳壳　芍药　青葱　紫苏　黄杨脑　砂仁　大腹皮[2]

右等分。水二钟，煎取八分，温服。

护胎紫苏饮　歌云：护胎芩术紫苏苓，葱白当归芎草参，更入腹皮陈芍药，生姜煎服病无侵。

治胎气不和凑上，心腹胀满，谓之子悬。

紫苏　茯苓　当归　川芎　甘草　人参　大腹皮　陈皮　芍药　葱白　白术　黄芩

右等分。姜三片，煎取八分，去滓温服。

1　红枣二枚：原脱。据原方出处元·危亦林《世医得效方》卷九"劫劳方"补，与本方歌诀合。

2　砂仁　大腹皮：二味原脱。据明·王肯堂《女科证治准绳》卷四"胎前门"同名方补，与本方歌诀合。

济生羚羊角散　歌云：羚羊角散五加皮，独活防风归草奇，酸枣茯神薏苡共，木香芎杏五姜宜。

治妊娠中风，颈项强直，言语蹇涩，发搐不省，名曰子痫。

羚羊角　五加皮　独活　防风　当归　甘草　酸枣仁　茯神　薏苡　木香　川芎　杏仁

右等分。水二钟、姜五片，煎取八分，去滓温服。

大腹皮散　歌云：大腹皮中通草陈，赤芍[1]竹叶淡为真，木通枳壳芩连草，治孕通便效最神。

治妊娠大小便不通，气急烦闷，肿满腹胀。

大腹皮　通草　陈皮　赤芍药　木通　枳壳　黄芩　黄连　甘草　淡竹叶

右等分。水二钟，煎取八分，去滓温服。

产难论

妇人之产，其名有十，大率言其难也。盖其以血为主，惟气顺则血顺胎气，而后生理和。今富贵之家，往往保惜产母，惟恐运动，故恣于安佚。曾不思气闭而不舒快，则血凝而不流，胎不转动，以致生理失宜，临产必难，甚至闷绝也。且彼贫者，日夕劳动，而血气因之舒畅，则生育自易，何俟乎药？况有妊娠已经数月，胎形已具，而世人不知禁忌，恣情交合，嗜欲不节，使败精瘀血聚于胞中，致令子大母小。不惟临产受难，而其所育孩子，亦必蔓生浸淫赤烂疮疡之证，动逾岁月不差。又有临觉太早，大小挥霍，或多方误恐，致令产母心惊神虩[2]，又或杂之以丧孝闲秽之妇。若此自失正护，而亦必致临产之厄。凡临产初然腹痛，或作或止，名曰弄痛。生婆疏率，不候时至，辄令试水。试水频并，胞浆先破，风飐产门，产道干涩。及儿将转身，即令坐草，坐草太早，儿转亦难，致令难产。然腹虽痛而腰不甚痛者，未产也。且令扶行熟忍，如行不得，则凭物扶立，行得又行。直候痛极，眼中如火，此是胎离肾经，儿逼产门，方可坐草，即令易产。如坐草稍久，用力太过，产母困睡，扶翼之人，又不稳当，致令坐立倾侧，胎死腹中，其为害非轻。且或时当盛暑，宜居幽深房室，开启窗牖，多贮清水，以防血晕、血闷、血溢、血虚、发热之证。如冬末

1　芍：原作"苓"。以下方剂组成并无含"苓"字药名，据方中"赤芍药"改。
2　虩：xì（音细），恐惧貌。虩，《易·震》："震来虩虩，笑言哑哑。"

春初,天色凝寒,宜密闭产室,四围置火,常令暖气和燠,而且下部衣服不可去绵,方免胎寒血结,以致难产也。是知医之中,惟产难为急,子母性命,悬于片时,少致舛误,噬脐无及,人可不先事预备而图厥保安邪?

催生如意散　歌云:如意催生散,辰砂参乳香,鸡子清[1]调末,生姜汁服良。

治临产或横或逆,实时端顺而生。必临产痛甚时方热服。

辰砂　人参　乳香各一钱

右为细末,用鸡子清调匀,捣生姜汁和服即效。

催生汤[2]　歌云:催生枳壳桔归苍,白芷川芎夏草姜,芍桂陈皮苓厚朴,经辰难产服为良。

治产经三日不生,母气乏萎,产道干涩,腹痛不能下。

枳壳　桔梗　当归　苍术　白芷　川芎　半夏　甘草　芍药　桂心　陈皮　茯苓　厚朴　木香　干姜　川乌[3]

右等分。水二钟、姜三片,煎取八分,加蜜一匙,热服无时。

催生丹　歌云:催生丹用母丁香,乳麝辰砂用最良,兔脑为丸温水服,能催难产效非常。

治难产,生理不顺,或逆或横,并宜服之。

麝香二分　乳香五分　辰砂[4]　兔脑髓一付,去皮膜,研如泥,用十二月的可　母丁香一钱

右以兔髓杵为丸如鸡头大,阴干。每服一丸,热汤送下无时。

产后论

妇人百病,莫甚于生产,既产则气血俱虚,脏腑皆伤,少失调理,多致感冒,则百病因之而交作矣。如败血流入肝经,必成昏迷血晕;如恶逆上冲心府,必致谵语颠狂。虚中多汗,知阴虚为阳所加,里虚表实而自汗也;产后不语,知心窍为血所闷,心气闷塞而不语也。血下过多,则唇青目晕而虚极生风;心虚血逆,则精神昏乱而乍见神鬼。遍身痛疼,由产后百节开张而血多流滞;心神惊怖,由体虚心气不足而风邪内乘。余血蓄积在内,则与气相搏,随其上下而为心痛

1　清:原作"青",据本方下有"鸡子清"药改。

2　催生汤:此方出于《三因极一病证方论》卷十七"产难证治"。原方比此方多附子、南星、杏仁、阿胶四味。

3　木香　干姜　川乌:凡三味未写进歌诀。

4　辰砂:原方此药未出剂量。查《妇人大全良方》卷十七"催生丹"药仅四味,无"辰砂"。

腹痛；风冷客传经腑，则气血不温，随其久新而为蓐劳。汗多变为痉症，始因血虚多汗，而复搏风邪所致；热闷转为脚气，初由内虚生热，而又冒湿蒸所成。中风而心闷气绝，实宿有风毒，适产时心气虚弱而发；伤寒而头痛身疼，虽触冒风邪，实产后阴虚阳凑而行。劳伤肾气，而风冷复客于腰脊，遂致腰疼不已；虚损经血，而寒邪更挟脏腑，即令恶露不绝。胁胀气痛，由膀胱宿有停水，露逆水壅，与气相搏而致痛也；积聚癥块，由气血伤于脏腑，虚弱外感，气血相结而成块也。或败血散于脾胃，脾受之则不能运化精微，而成肿腹胀；胃受之则不能纳受水谷，而生吐逆。阴阳不和，阴胜则乍寒，阳胜则乍热；败血不散，入于肺则致热，入于脾则致寒。亦有产后病疟而寒热由加者，亦产前病疟而产后未愈者，以至口干痞闷，喘急咳嗽，赤白泻痢，大小便涩。血滞而四肢浮肿，崩淋而月水不调。

凡此诸证，悉因产后气血俱虚，感冒寒邪，而或内伤外忤所致，要当随机调治。率以大补气血为先，无得令虚，且不可发表。如中风切不可作风治，必大补气血为主，然后治痰。如水肿亦以大补气血为主，而小佐以利水之药。或云产后大热，必用干姜者，何也？曰：此热非有余之热，乃阴虚生内热耳，故以补阴药大剂服之。且干姜能入肺和肺气，转入肝分，引血药生药[1]，然不可独用，必与补阴同用，此造化自然之妙也。或又以为温补太过，反主邪热，百中一也。如形体丰厚而临产又易者，止以中和之剂调理为当。若果难产内伤，形体瘦弱，重损血气者，则又自用温补无疑矣。

产后血晕

产后血晕者，皆由败血流入肝经，眼见黑花，头目旋晕，不能起坐，甚至昏闷不省人事，谓之血晕。用滚汤调清魂散或黑龙丹服之最佳，切不可作中风治之。凡血晕皆热乘虚逆上凑心，故昏迷不省人事，气闷欲绝是也。古方有云：产妇分娩，预烧秤锤或江中黄石子，硬炭烧令通赤，置器中，急于床前以醋沃之，得醋气可除血晕，又以干漆烧烟熏产母面即醒。无干漆，漆器亦可。此俱为上法也。

清魂散[2]　歌云：清魂血晕是灵丹，荆芥参归芎泽兰，每末一钱汤调服，产时昏晕自能安。

1　干姜……血药生药：《张氏医通》卷十八《妇人门·产后》作："炮姜能入肺胃，散虚热，入肝脾，引血药生血"。供参考。
2　清魂散：原方未出配方剂量。据《妇人大全良方》卷十八《产后门》"清魂散"：泽兰叶、人参（各一分）、荆芥（一两）、川芎（半两）。无当归。供参考。

治产后血迷、血晕,虚火载血上行凑心,昏迷不省,血闭欲绝。

荆芥　人参　当归　川芎　泽兰

右为细末。每服一钱,白滚汤调下。

益母丸　歌云:返魂益母二名丹,柴蕊连根[1]阴取干,炼蜜成丸便酒服,胎前产后病皆安。

治妇人胎前、产后诸疾。

益母草小暑日收者佳,不犯铁器

右为细末,炼蜜为丸如弹子大。童便、温酒一小盏,温服无时。

增损四物汤　歌云:损增四物出名方,芍药川芎甘草姜,更用归参成等分,产余寒热实时康。

治产后阴阳不和,乍寒乍热,恶露停滞。

芍药　川芎　甘草　当归　人参

右等分。水二钟、姜三片,煎取八分,去滓温服。

当归散　歌云:当归散内用川芎,白术黄芩芍药从,更加山药同为剂,煎加老酒有神功。

治一切去血过多,眩晕不省人事,汗出口渴。

当归　川芎　白术　黄芩　芍药　山药

右等分。为一贴,水一钟半,煎取六分,食远温服。

黑神散　歌云:黑神散用草当归,芍药干姜熟地宜,更入蒲黄并黑豆,产科护效最为奇。

治妇人产后恶露不尽,胞衣不下,攻冲心胸,及血晕诸疾,并治。

当归　甘草　干姜　熟地黄　蒲黄　黑豆　芍药[2]

右等分,为细末。每服一大匙,白汤调,加米醋少许,热服无时。

琥珀黑龙丹　歌云:归芎熟地五灵姜,到合脂封火煅详,更入乳香花蕊石,草霜琥珀与硫黄。

治产后血疾,淋露不快,儿枕不散,积瘕坚聚,按之攫手,疼痛攻心,困绝垂死。

用炭火烧令通红,投生姜汁、童便、好酒内,取起,仍用姜汤磨下。当归、五灵脂、川芎、良姜、熟地黄各一两,剉;以沙合盛,赤石脂泥缝,纸筋盐泥固济。炭十斤,煅令通红,去火候冷,开看,如黑糟色,细研。却入后药:百草霜五两、硫黄、乳香各一钱五分、花蕊石、琥珀各一钱,共为细末,米醋煮面糊为丸,如弹子大。每服一丸,服法在前。

愈风汤　歌云:细研荆芥末,每服用三钱,古老钱煎服,愈风产后传。

---

1 柴蕊连根:指益母草之全草。

2 芍药:原脱。据《太平惠民和剂局方》卷九"治妇人诸疾"同名方补,与本方歌诀合。

治产后中风，血气烦闷，汗出，口噤如痫状。

荆芥穗一味，陈者佳。

右为细末。每服一大匙，古老钱煎汤调服。

七珍散　歌云：七珍散用细辛芎，生地菖蒲归与风，更入辰砂参制末，薄荷汤下有神功。

治产后败血闭心，心气通于舌，心气闷塞，舌强不语。

川芎　当归　人参　生地黄　蒲黄　防风　辰砂　细辛

右等分，为细末。每服一大匙，金箔一张，薄荷汤临睡化下。

产后妇人乳肿疼痛　歌云：妇人乳痛意如何？皂角烧灰蛤粉和，热酒一杯分八字，须臾揉散笑呵呵。

皂角　蛤粉

右为细末。用热酒一杯调服。两手分揉即愈。

芍药汤　歌云：芍药门冬用去心，芎柴归草与黄芩，更加羌活苓枣[1]剂，发热头疼即可禁。

治产后发热，头痛恶寒，遍身疼痛。

芍药　麦门冬　川芎　柴胡　当归　甘草　黄芩　羌活　茯苓

右等分。为一贴，水二钟、枣一枚，煎取八分，食远温服。

产后将护法

妇人百病，莫甚于生产。经云：妇人非止临产须忧，产毕不可便言，生女宜待闭目少坐，方可扶上床。仰卧宜立膝高倚床枕，密围四壁，免被贼风侵冒。或恶露不通，即与黑神散服之。仍令尝醒，不可多卧。初一二日内，宜用炭烧令通红，以醋沃之，尝闻醋气，或干漆、漆器烧烟，以防血逆、血迷、血晕之患。分娩之后，即以芎归汤一小盏温服，须臾食以白粥一味，不可致令太饱，频少与之，逐日渐增为妙。三日后方与鹅脚食之，不可温冷不调，恐留滞成疾。遇腊内不得辄与醇酒，缘酒引血迸入四肢，兼产母脏腑方虚，不禁酒力，热酒入腹，必致昏闷。凡食物当知节度，不可过多，以成积滞。尤忌触冒风寒，恣意喜怒，且过虑健谈，行动久坐，或作针工，或食生冷，及脱衣竟浴，或冷水洗濯。当时虽未觉有损，满月之后，即成蓐劳，手脚腰腿酸重冷痛，骨髓间飕飕如冷风吹继，遂成不疗之疾。产妇将理，须是循满百日方可平复。又不可夜间独处，缘去血心虚，恐有惊怖，切宜谨之。此产家谨护之常法也，不可不知。

1　枣：原作"姜"。据以下方剂组成中无姜有枣改。

卷之九

钱塘　陈谏直之　类集

血　门

血证论

《经》云：荣者，水谷之精也。生化于脾，总统于心，藏受于肝，宣布于肺，施泄于肾，灌溉一身，常以饮食日滋，故能阳生阴长，取汁变化而赤为血也。若节宣失宜，则血不循经而流注妄行，至有吐血、咳血、呕血、咯血、衄血、溺血、下血者。盖吐血者，阳盛阴虚，故血不得下，因火炎上之势而上出，又或因四气伤于外，七情动于内，及饮食房劳，致荣血留聚膈间，满则吐溢也。咳血者，嗽出，痰内有血；咯血者，咯出，痰带血丝。咯唾血出于肾，痰涎血出于脾。吐而不咳，易治。唾中带血者，难治，为其阴虚火动，有所损也。《经》曰"阳明厥逆，喘咳身热，善惊衄呕[1]血"是也。呕血者，呕全血也。五志之火动甚，火载血上，错经妄行。况心养乎血，热甚则血有余而亦至妄行，故呕血也。若脉大、发热、喉中有痛，又为气虚也。又有怒气逆甚则呕血，暴瘅内逆，肝肺相搏，血溢口鼻，但怒气致血证者则暴甚，故经曰：抑怒以全阴者是也。或谓呕吐紫凝血为寒者，误也，此非冷凝，由热甚销铄，以为稠浊，而热甚则水化制之，故赤兼黑而为紫也。衄血者，鼻中出血也。阳热怫郁，干于足阳明，而上热则血妄行，况鼻通于脑，血上溢于脑，所以从鼻而出也。又有伤寒衄血者，为邪气不得发散，壅盛于经，逼迫于血，则因致衄者也。溺血者，小便出血也。痛者为淋，不痛者为溺血。《经》曰："脾移热于肝，则为惊、衄。""胞移热于膀胱，则癃、溺血。"有或清或浊，或鲜或黑，或在便前便后，或与泄物并下，皆由内外有所感伤。若便血清者属荣虚，有热浊属热与湿，色鲜者属火，黑者火极，与泄物并下属有积或络脉伤也。又曰：尿血者，多因心肾气结，或房劳过度。盖房劳精气滑脱，阴虚火动，劳血妄行故也。又有所谓阴结者，《经》曰：阴结[2]者，便血一升，再结二升，三结三升。又邪在五脏则阴脉不和，阴脉不和则血留之。结阴之病，阴气内结，不得外行，无所禀，渗入肠间，故便血也，并宜分治。下血者，大便出血也。当分辨其色红者为热，色瘀者为寒。血逐气走，冷气入客肠胃，故下瘀血。又有攧扑损，恶血入肠胃，下血浊如瘀血者是。血虽分六证，多皆火热所致，血得热即行故也。又以上行为逆，其治难；下行为顺，其治易。故仲景云：畜血证，下

1　呕：原误作"吐"。《素问·厥论篇》此下所论为"呕血"，故作"吐"者误，据改。
2　阴结：《素问·阴阳别论篇》作"结阴"。

血者，当自愈也；若无病人，忽然下痢，其病进也。今病血证上行，而复下行恶痢，其邪欲去，是知吉也。诸见血，身热脉大，难治，是火邪胜也；身凉脉静者，是正气复也。故脉诀云：鼻衄吐血沉细宜，忽然浮大即倾危。此之谓也。

大抵治血以凉血行血为主，而所用必血属之药，如四物等是也，河间谓宜随证辅佐。夫川芎，血中气药也，通肝经，性味辛散，能行血滞于气也；地黄，血中血药也，通肾经，性味甘寒，能生真阴之虚也；当归，分三治，血中主药也，通肝经，性味辛温，全用能活血，各归其经也；芍药，阴分药也，通脾经，性味酸寒，能和血治虚腹痛也。若善治者，随经损益，摘其一二味之所宜为主治可也。此特论血病而求血药之属者也。若气虚血弱，又当从血虚，以人参补之，阳旺则生阴血也。若四物者，独能主血分受伤，为气不虚也。辅佐之属，若桃仁、红花、苏木、血竭、牡丹皮者，血滞所宜；蒲黄、阿胶、地榆、百草霜、棕榈灰者，血崩所宜；乳香、没药、五灵脂、凌霄花者，血痛所宜；苁蓉、琐阳、牛膝、枸杞子、益母草、夏枯草、败龟板者，血虚所宜；乳酪、夜液之物，血燥所宜；干姜、桂者，血寒所宜；生地黄、苦参，血热所宜。此特取其正治大略耳。若能触类而长，自可以应无穷之变矣。

肠风脏毒

肠风者，邪气外入，随感随见；脏毒者，蕴积毒久而始见。皆在胃与大肠出也。人肠胃不虚，邪气无从而入，惟坐卧风湿、醉饱房劳、生冷停寒、酒面积热，以致荣血失道，渗入大肠。此肠风、脏毒之所由作也。挟热下血，清而色鲜，腹中有痛；扶冷下血，浊而色黯，腹内略痛。清则为肠风，浊则为脏毒。有先便而后血者，其来也远；有先血而后便者，其来也近。世俗粪前、粪后之说非也。

治法大要：先当解散肠胃风邪，又当随其冷热而治之。虽然，精气、血气生于谷道，靖惟大肠下血，大抵又以胃药收功，胃气一回，血自循于经络矣。

必胜散　歌云：必胜川芎小蓟归，人参熟地及乌梅，蒲黄微炒同煎服，诸血淋漓效自随。
治男子、妇人血流溢，吐血，衄血，呕血，咯血。
熟地黄　小蓟连根服　人参　蒲黄微炒　当归　川芎各一钱二分
右乌梅三个，去核仁，水二盏，煎至八分，不拘时温服。
犀角地黄丸　歌云：牡丹并芍药，犀角地黄汤，四味成为剂，血伤即可康。
治胃脘吐出清血，鼻衄，吐血不尽，余血停留；或伤寒汗下不解，郁于经络，随气涌泄，面色痿黄，大便黑者。

犀角屑　生地黄　白芍药　牡丹皮各二钱半

右用水二钟，煎至八分，去滓温服，不拘时。犀角不可多服，多则令人泄泻。

生地黄饮子　歌云：地黄饮子草芩芪，生熟黄柴枸杞宜，地骨天门连芍药，补虚止血最为奇。

治郁热衄血或咯血，皆治之。

枸杞　柴胡　黄连　地骨　天门冬　白芍药　甘草　黄芩　黄芪　生地黄　熟地黄

右等分。水二钟，煎取八分，温服。若下血，加地榆。

天门冬汤　歌云：天麦门冬志草芪，阿胶藕节芍参归，更加没药并生地，吐衄伤心尽可医。

治思虑伤心，吐血衄血。

远志去心　甘草炙　白芍药　天门冬　麦门冬各去心　黄芪去芦　藕节　阿胶蛤粉炒　没药　当归　生地黄各一钱　人参　甘草炙，各五钱

右每服一两，水二钟、姜五片，煎至八分，不拘时温服。

麦门冬饮子　歌云：麦门饮子用当归，五味黄芪生地宜，更入人参均分簇，诸伤吐血服无危。

治吐血久不愈者。

麦门冬　当归　五味子　黄芪　生地黄　人参

右各等分。用水二钟，煎取八分，不拘时温服。

简易白术散　歌云：白术散加参，柴芪百合芩，前胡山药草，治血有神灵。

治积热吐血、咯血，或饮食过度，负重，伤胃吐血者，乃瘀血吐出为佳。

白术二钱　人参　白茯苓　黄芪蜜浸，各一钱　百合去心，各三分　山药　甘草炙，五分　前胡　柴胡各一分

右㕮咀。用水二钟、姜三片、枣一枚，煎取八分，温服。

升阳和血汤　歌云：升阳去热和血汤，丹桂陈芪熟地黄，芍药秦艽升炙草，复加生地与归苍。

治肠澼下血，其血唧出有力而远射，腹中作痛，乃阳明气冲，热毒所作也，当去湿毒和血而愈。

生地黄　牡丹皮　生甘草各五分　甘草炙　黄芪各一钱　归身　熟地黄　苍术　秦艽　肉桂　橘皮各二分　升麻七分　白芍药一钱半

右用水二钟，煎至八分，食前稍热服。

龙脑鸡苏丸 歌云：龙脑鸡苏用木通，参柴甘草麦门冬，阿芪生地蒲黄共，除热消烦大有功。

除烦解劳，消谷下气，散热止嗽，治鼻衄吐血、血崩下血、诸淋。止渴，凉膈解毒，又治胃热口臭、肺热喉腥、脾疸口甜、胆疸口苦。

柴胡真银州者，二两，剉，同木通以沸汤大半升浸二宿，绞汁入后膏　木通水浸绞汁　阿胶炒微燥　人参各二两　鸡苏净叶一斤　麦门冬汤浸，去心，焙干，四两　黄芪去芦，一两　蒲黄微炒　甘草炙，一两　生地黄六两，入后膏，别研

右除别研药后入外，其余并为细末。将好蜜二斤先炼一二沸，然后下生地黄末，不住手搅令匀，入绞下木通、柴胡汁，慢熬成膏，勿令焦。然后将其余药末同和，为丸如豌豆大。每服二十丸，于食后、临卧时嚼破，熟水下。惟血崩下血、诸淋，皆空心、食前服之。

加减四物汤 歌云：减加四物草川芎，枳壳槐花生地从，荆芥当归并柏兼，肠风下血见神功。

治肠风下血不止，此药主补血凉血者。

侧柏叶　当归酒浸　川芎　生地黄各一钱　荆芥穗　枳壳　槐花炒　甘草炙，各五分

右用水一钟、姜三片、乌梅少许，煎取七分，空心温服。

辰砂妙香散 歌云：辰砂妙散麝香宜，山药参神甘草芪，桔梗木香苓远志，治便溺血效无遗。

治小便溺血，心气不足，志意不定，夜多盗汗，头目昏眩，常服安神镇心。

麝香一钱，另研　山药姜汁炙，一两　人参五钱　木香煨，二钱半　茯苓　茯神　黄芪各一两　桔梗五钱　甘草炙，五钱　远志炒，一两　辰砂三钱

右为细末。每服二钱，温酒调下，空心服。不用酒，枣汤调下。

正气散 歌云：正气名为不换金，陈皮厚朴藿香临，更加半夏苍甘草，脏毒肠风即可禁。

治肠风脏毒而冷者。

厚朴姜制　藿香　甘草炙　半夏　苍术米泔浸　陈皮

右㕮咀，等分。姜三片、枣二枚，食前热服。又方：热则芎归汤加茯苓、槐花，冷则加茯苓、木香。

参苓白术散 歌云：参苓白术散非常，薏苡砂仁梗炒黄，山药石莲甘扁豆，胃虚风毒服须强。

治脾胃虚弱，或致肠[1]风脏毒、下血不已者。

白扁豆一斤，炒　白茯苓　山药　甘草炙　人参　白术各二斤　莲子　砂仁　薏苡　桔梗炒黄色，各一斤

右为末。每服二钱，煎枣汤调下。又方名香梅丸，用乌梅、白芷，百药煎[2]存性为丸服，效。

龙香[3]犀角丸　歌云：龙香犀角麦门冬[4]，生熟淮黄五味同，京墨牡连并山药，茯苓鳖甲见神功。

治[5]一切吐血衄血，咯、吐、咳并痰中见血，后脏腑虚损，恐成劳瘵，服此养真元、生新血、固精髓者也。

生地黄淮　天门冬去心　麦门冬去心，各一两　熟地黄酒蒸　真京墨火煅烟尽　犀角　牡丹皮去骨　五味子　干山药　茯苓去皮　鳖甲酒炙　胡黄连各一两

右前三味酒浸，同熟地黄共四味，石器内捣极细末，毋犯铁器。次入后八味末，搜和，炼蜜为丸如梧桐子大。每服六十丸，空心，白汤送下。

内　伤　门

内伤外伤辩

《内经》论：人之百病，其源皆由于喜怒、饮食、寒温、劳役所伤而然。元气者，乃生发诸阳上升之气，饮食入胃，胃气有伤，则中气不足，则六腑阳气皆绝于外，是五脏之元气病也。气伤脏乃病，脏病则形乃应，是五脏六腑真气皆不足也。惟阴火独旺，上乘阳分，故荣卫失守，诸病生焉。概其外伤风寒六淫客邪，皆有余之病，当补水谷。寒热、饮食不节，中气不足之病，当补不当泻。举世医者，皆以饮食失节，劳役所伤，中气不足，当补之证，认作外感，风寒有余，客邪之病，重泻其表，使荣卫之气外绝，而即丧生于旬日之间也。按《阴阳应象大论》云：天之邪气，感则害人五脏。是八益之邪，乃风邪伤人筋骨，风从上受之。风伤筋，寒伤骨，盖有形质之拘

1　肠：原误作"伤"。据《普济方》卷三十七《大肠腑门》引"香梅丸"改。
2　煎：原脱。据《普济方》卷三十七《大肠腑门》引"香梅丸"补。
3　龙香：未见用此修饰犀角者，方中亦无此药。《遵生八笺·灵秘丹药笺》此方亦无"龙香"一药。考《陈氏香谱》卷三"龙香剂"乃上等好墨，此方用"京墨"，疑因此取"龙香"为方名。
4　麦门冬：方中还有"天门冬"，故此处当作"天麦冬"为好。
5　治：原字漫漶难辨。据文义补。

受病也,系在下焦肝肾是也。肝肾者,地之气,故《难经解》云:肝肾之气已绝于内。以其肝主筋、肾主骨,故风邪感则筋骨疼痛,筋骨之绝则肝肾之本亦绝矣,乃有余之证也。又云:水谷之寒热,感则害人六腑。是七损之病,乃内伤饮食也。适饮食不节,劳役所伤,湿从下受之,谓脾胃之气不足,而反下行,极则冲脉之火逆而上,是无形质之元气受病也,系在上焦心肺是也。心肺者,天之气,故《难经解》云:心肺之气已绝于外。以其心主荣,肺主卫,肺绝故皮毛先绝,神无所依。故内伤饮食,则亦恶风寒,皮毛之绝,则心肺之本亦绝矣。盖胃气不升,元气不生,无滋养心肺,乃不足之证也。世之病此者,但有挟痰,有挟外邪,有热郁于内而发者,皆当以补元气为主计。受病之人,饮食劳役而内伤者极多,外伤者,间而有之。世俗不知,往往将元气不足之证,便作外伤风伤表实之证,而反泻心肺,是重绝其表也,安得不丧其生乎?盖饮食劳倦所伤之病,必气高而喘,身热而烦,及短气上逆,鼻息不调,怠惰嗜卧,四肢困倦不收,无气以动,亦无气以言,皆为热伤元气,以甘温之剂以补元气,即是泻火之药。凡所受病,扪摸之,肌肤间必大热,必燥热闷乱,心烦不安,或渴久病必不渴,或表虚恶风寒。慎不可以寒凉药与之,《经》言:劳者温之,损者温之。惟以补中益气温药,以补元气而泻火邪,《内经》云温能除大热,正谓此也。

木香化滞汤　歌云:化滞名汤用木香,当归草豆夏生姜,红花枳实同甘草,此剂由来治内伤。

治因忧气食湿面,结于中脘,腹皮底微痛,心下痞满不食。

木香　草豆蔻　甘草炙,各五钱　半夏一两　当归梢　枳实炒,各二钱　红花五钱

右每用五钱,水一钟半、姜三片、枣一枚,热服[1]。

升阳顺气汤　歌云:升阳顺气柏参陈,归夏柴升草豆仁,神曲黄芪并甘草,内伤此治效如神。

治因饮食不节,劳役所伤,腰胁满闷,短[2]气,遇春则口无味。

升麻　柴胡　陈皮各一钱　半夏　人参各三钱　黄芪　甘草　柏皮各五分　当归　草豆蔻各一钱　神曲炒,一钱半

1　热服:此前未言煎法。据《内外伤辨惑论》卷下"木香化滞汤"作:水二大盏,煎至一盏。
2　短:原误作"矩"。据《内外伤辨惑论》卷中"升阳顺气汤"改。

右㕮咀。每服五钱，水一钟半、姜三片，煎取七分，温服。

参术调中汤　歌云：参术调中五味芪，青桑地骨与陈皮，麦门更入苓甘草，热喘里伤治所宜。

治泻热，止嗽定喘，和脾胃，进饮食。

人参　白术　五味子　黄芪　青皮　桑白皮　地骨皮　陈皮　麦门冬　茯苓　甘草

右等分。水二钟，煎取八分，温服。

升阳益胃汤　歌云：升阳益胃独参羌，半夏连陈甘草良，柴泽苓芪并芍药，能将此服效非常。

治脾胃虚弱，四肢不收，体重节痛，口苦舌干，大便不调，小便频数，不嗜食，食不消。

羌活　独活　防风各五钱　柴胡　白术　茯苓渴勿用　泽泻各三钱　黄芪二两　人参　半夏炙各一两　白芍药五钱　陈皮四钱　黄连一钱　甘草一两[1]

右㕮咀。每服五钱，水煎[2]，入姜、枣温服。

补中益气汤　歌云：补中益气首黄芪，甘草柴参共品题，归术陈皮参用处，升麻合着是良医。

治形神劳役，或饮食失节，劳倦虚损，身热虚烦，头痛，或恶寒而渴，自汗无力，气高而喘。

黄芪一钱五分　人参　甘草炙，各[3]　白术　当归身　柴胡　升麻　陈皮各五分

右水二钟，煎取八分，温服。

枳术丸　歌云：食多胃口伤，白术枳实将，细末荷烧饭，丸成胃自强。

治痞，消食强胃，食过伤损元气，以此主之。

枳实一两，炒　白术二两

右为细末，用荷叶裹烧饭为丸如桐子大。每服八十丸，白汤下。白术者，本意不取其食速化，但久令人胃气强，食不复伤也。

1　甘草一两：原脱。据此方原出金·李杲《内外伤辨惑论》卷中"升阳益胃汤"补，与本方歌诀合。

2　水煎：此方未言煎法。据《内外伤辨惑论》卷下"升阳益胃汤"作："水三盏、生姜五片、枣二枚，煎至一盏"。

3　各：此下脱剂量。据《脾胃论》卷中"补中益气汤"：黄芪（一钱）、甘草（五分）、人参（三分）、当归身、白术（各三分）、橘皮、升麻、柴胡（各二分或三分）。供参考。

厚朴温中汤　歌云：厚朴温中汤，陈皮与木香，茯苓草豆蔻，甘草又干姜。

治脾胃虚寒，心腹胀满，及秋冬客寒犯胃，时作疼痛。

厚朴姜制　陈皮各一两　茯苓　草豆蔻　甘草炙　木香各半两　干姜三钱

右为粗末。每服一两，姜二片，煎取八分，食前服。论云：戊火已衰，不能运化，又加客寒，聚为满痛，散以辛热，佐以苦甘，以淡泄之，气温胃和，痛自止矣。

劳　瘵　门

骨蒸劳瘵论

劳瘵之证，为种至多，其始未有不由气体虚弱，劳伤心肾而得之。盖心主血，肾主精，人当壮年，气血完聚，精液充满，不能适时保养，惟酒色是贪，无有休息，以致耗散真元，虚败精液，则呕血咳痰，遂至骨蒸体热，肾虚精竭，倦怠无力，谓之火盛金衰，病势已危。兼又医者不究其源，或投之以大寒之剂，或疗之以大热之药，大寒则愈虚其中，大热则愈竭其内，是以绝无取效而多至丧厥生者矣。况此证传变不同，又有骨蒸、殗殜、复连、尸注，自上至下，相传骨肉，乃至灭门者有之。其受病，男子自肾传心，心而肺，肺而肝，肝而脾；女子自心传肺，肺而肝，肝而脾，脾而肾。五脏复传六腑，蛊食伤心而遂至毙其源。亦皆由房劳过度，饮食无节，忧思悲伤，有欲不遂，或病后行房，或临尸哭泣，邪气一生，遂流传五脏而不能遏也。况人生以血为荣、气为辅，二者运辅而无壅滞，劳何由生？故劳者倦也，若血气倦则不运，凝滞疏漏，邪气相乘。心受之，为盗汗、虚汗，忧悲恐惧，恍惚不安；肾受之，为骨蒸，为鬼交，阳虚，好色愈甚；肝受之，为瘵病，胁满痞聚，拳挛拘急，风气乘之，为疼痛；脾受之，为多思虑慕、清凉不食、多食无味；肺受之，为气喘痰涎、睡卧不安、毛发焦枯。

至于六腑，亦各有证，其要在于开关把胃。盖人患此疾者，必血气干枯、关脉闭也。故先用药以通其血脉，而后须起胃。盖五脏皆有胃气，邪气附之，则五脏衰弱。若不把胃，则他药何由而行？故开关把胃，乃治劳妙法也。然必须明阴阳，且如起胃，阳[1]病药不可过暖，阴病药不可过凉也。其间证形实多，如夜梦不安，遗精盗汗，思量饮食，食至不进，目睛失白，骨节痛疼，手足心烦，头发作滞，脸唇常红，肌肤不润，大便闭涩，或时溏利，小便黄赤，或时白

1　阳：原误作"汤"。据文义改。

浊，项生瘰疬，腹成气块，鼻口生疮，喉舌干燥，或时喘息，言语气落，涕唾稠粘，腹胁烦闷，阴中湿疼，阴痒生疮，转筋拘急，舌直苦痛，或皮枯痰恶，或忿怒悲啼，难以尽述。若彼手足心烦，口干舌疮，小便黄赤，大便秘涩，及热多喉痛，涎吐黄粘等证，即是阳病，当用阳病药剂，以泻阳而补阴。如遗精梦泄、咳嗽阴疼、大便溏利、小便白浊、饮食不化、胃逆口恶，虽有热痰，亦惟白色，此即为阴病，当用阴病药剂。既兼诸脉证，审之阴阳，然后施治，无不愈也。

柴胡梅连[1]散　歌云：骨蒸久不痊，柴胡胡黄连，前胡乌梅合，猪脊童便煎。

治骨蒸劳热，久而不痊，及五劳七伤，虚弱皆治，其效如神。

胡黄连　柴胡　前胡　乌梅各三钱

每服一钱，童便一盏、猪腰一枚、猪脊髓一条、韭根白五分，同煎至七分，去滓温服。

莲心散　歌云：参苓术草桔芪桑，五味山莲丁木香，百合夏归葛豆芷，杏仁薏曲又干姜。

治虚劳，或大病后心虚脾弱，盗汗遗精。

人参　白茯苓　莲肉各一两　白术　甘草　白扁豆炒　薏苡炒　桔梗炒　干葛炒　黄芪炒，各一两　当归五钱　桑白皮　半夏曲　百合　干姜炮　山药炒　五味子　木香　丁香　杏仁　白芷　神曲炒，各一两

右剉。每服三钱，生姜三片、枣同煎，空心温服。

乐令建中汤　歌云：乐令前胡与细辛，茯苓半夏等人参，麦门芪橘并甘草，白芍当归又桂心。

治脏腑虚损，身体消瘦，潮热自汗，将成劳瘵。此药退虚热、生血气。

前胡一两　细辛　黄芪　人参　橘皮　麦门冬　桂心　当归　白芍药　茯苓　甘草炒，各[2]一两　半夏七钱

右剉。每服四钱，姜三片、枣一枚，水煎服。

黄芪鳖甲散　歌云：黄芪鳖甲草天门，桑白秦艽生地参，紫菀柴知地骨夏，茯苓桔芍桂相因。

治虚劳客热，肌肉消瘦，四肢烦热，心悸盗汗，减食多渴，咳嗽有血。

1　连：原作"莲"。据以下歌诀及方剂组成中无含"莲"字药名，有"胡黄连"。该书常见药名中"连"字改作"莲"，当改回。下同径改

2　各：原脱。据《太平惠民和剂局方》卷五《治诸虚》"乐令建中汤"补。

生地黄三两　桑白皮二两半[1]　半夏三两半　天门冬五两　鳖甲醋煮五两　紫菀二两半　秦艽二两三钱　知母　赤芍药各二两半[2]　黄芪三两半　人参　肉桂　桔梗各一[3]两六钱　白茯苓　地骨皮　柴胡各[4]三两三钱　甘草二两半

右剉。每服一两，水煎服。

十灰散　歌云：十灰荷柏叶，大黄茅根栀，茜根大小蓟，棕榈牡丹皮。

治劳症呕血、咯血、嗽血，先服此以遏之。

大蓟　小蓟　柏叶　荷叶　茅根　茜根　大黄　山栀　牡丹皮　棕榈

右等分，烧灰存性，细研，纸包碗覆地上一夕，出火毒。用时以白[5]藕汁，或萝摩捣汁亦可，以汁磨真京墨半碗，调灰五钱，食后服。病轻用此立止，病重出血升斗者，亦如神效也。

保和汤[6]　歌云：保和知贝麦门冬，百合天花款杏仁，薏草兜铃归五味，胶苏桔地菀荷成。

治劳嗽肺燥成痿者，服之神效。

知母　贝母　天门冬　麦门冬　款冬花各三钱　天花粉　薏苡　杏仁炒，各二钱　五味子　粉草炙　兜铃　紫菀　百合　桔梗各一钱　阿胶炒　当归　生地黄　紫苏　薄荷各五分

右以水煎，生姜三片，入饴糖一匙，入药内服之。每日三服，食后进。一方无百合，有地黄。

血盛，加蒲黄、茜根、藕节、大蓟、小蓟、茅花[7]；痰盛，加南星、半夏、橘红、苓、壳[8]、枳实、栝蒌实；喘盛，加桑皮、陈皮、大腹皮、萝卜子、葶苈、苏子；热盛，加山栀、炒黄连、黄芩、黄柏、连翘；风盛，加防风、荆芥、金沸、甘草、细辛、香附；寒盛，加人参、芍药、桂皮、五味。

保真汤[9]　歌云：保真生熟地归芪，赤白苓参术芍依，天麦知柴陈地骨，莲心五味柏甘齐。

1　二两半：原脱。据《太平惠民和剂局方》卷五《治诸虚》"黄芪鳖甲散"补。
2　各二两半：原脱。据《太平惠民和剂局方》卷五《治诸虚》"黄芪鳖甲散"补。
3　各一：原作"二"。据《太平惠民和剂局方》卷五《治诸虚》"黄芪鳖甲散"改。
4　各：原脱。据《太平惠民和剂局方》卷五《治诸虚》"黄芪鳖甲散"补。
5　白：原误作"曰"。据《十药神书》"甲字号"方改。
6　保和汤：此乃《十药神书》"丁字号"方。与原方相比，缺"百部"一味，多"麦门冬、生地"二味。
7　花：原脱。据《十药神书》"丁字号"方补。
8　苓、壳：据《十药神书》"丁字号"方，乃"茯苓、枳壳"。
9　保真汤：此乃《十药神书》"戊字号"方。与原方相比，缺"厚朴"一味，多"莲心"一味。

治劳症体虚骨蒸，服之神效。

当归　生地黄　熟地黄　黄芪　人参　白术　赤茯苓　白茯苓各五钱　天门冬　麦门冬　赤芍药　白芍药　知母　黄柏炒　五味子　柴胡　地骨皮　甘草　陈皮各二钱　莲心五分

右以水煎，生姜三片、枣一枚。食后服。

惊悸，加茯神、远志、柏子仁、酸枣仁；淋浊，加萆薢、台乌药、猪苓、泽泻；便涩，加木通、石苇、扁蓄；遗精，加龙骨、牡蛎、莲须、莲子[1]；燥热，加滑石、石膏、青蒿、鳖甲；盗汗，加浮麦子、炒牡蛎、黄芪、麻黄根。

太平丸　歌云：太平知贝麦天门，杏款归莲生地分，墨桔蒲黄胶薄荷，麝香少许蜜多匀。

治劳症咳嗽日久，肺痿肺癰[2]，并宜噙服。

天门冬　麦门冬　知母　贝母　款花　杏仁各二钱　当归　生地黄　黄连　阿胶炮，各一两半　蒲黄　京墨　桔梗　薄荷各一两　北蜜四两　麝香少许。一方有熟姜

右将蜜炼和丸如弹子大。食后浓煎薄荷汤，先灌嗽喉中，细嚼一丸，津唾送下，上床时再服一丸。如痰盛，先用饴糖拌消化丸一百丸送下，后即噙嚼此丸，仰面睡，从其流入肺窍。

消化丸[3]　歌云：消化青礞枳实，白矾白茯南星，半夏枳壳薄荷，橘红牙皂相成。

治劳证咳嗽，日久肺痿肺癰，痰甚气喘，与太平丸兼服。

白茯苓二两　枳实一两半　青礞石煅黄金色，二两　白矾枯　橘红二两　牙皂火炙，二两　半夏二两　南星　枳壳一两半　薄荷一两

右为末，以神曲打糊，丸如梧桐子大。每服一百丸，上床时饴糖拌吞下，次噙太平丸，二药相攻，痰嗽扫迹除根。

以前六方出劳症。《十药神书》内用有次第：如呕吐咯嗽血者，先以十灰散遏住。止血之后，其人必倦其体，次用独参汤一补，令其熟睡一觉，不要惊动，睡起病去五六分。后服诸药：保和汤止嗽宁肺，保真丸补虚除热，太平丸润肺除痿，消化丸下痰消气。服此药后若有嗽，可煮消化丸食之，续煮白凤膏食之，固其根源，完其根本，病可之后，方可合十珍丸服之。此为收功起身之妙用也。

1　子：《十药神书》"戊字号"方作"心"。

2　癰：通"癱"，即"瘫"。下一方剂中之"癰"字同，不另注。

3　消化丸：此方中"白矾、南星"二味脱剂量。

水丘治劳秘方

阳病开关散　歌云：阳病开关柴麦门，木通桔泻木香分，秦艽芍药桑皮草，地骨当归尽有恩。

阳病诸症，治法已开论内。

柴胡去芦　桔梗炒　秦艽　麦门冬去心，各五钱　芍药　木香　泽泻各一两　木通五钱　甘草炙，一钱　当归　桑皮蜜炙　地骨皮各一两

右㕮咀。每服八钱，水大盏、生姜三片，煎取八分，空心服。小便多即病去也。

阴病开关散　歌云：阴病开关归芍宜，木香桂芷壳相齐，南星甘草功同济，姜酒童便煎自奇。

阴病诸症，治法已开论内。

当归　赤芍药　肉桂　白芷　甘草炙，各[1]五钱　木香二钱　枳壳三钱　南星一钱，去皮，姜汁浸一宿

右㕮咀。每服三钱，姜三片，煎七分，入无灰酒三分、童便三分，又煎七分，温服。先服此起胃散，一二日后，不问退否，兼玉龙膏服[2]。

起胃散　歌云：起胃散中白术芪，参苓山药草瓜随，沉香白芷同为剂，劳瘵多端效有归。

治骨蒸劳瘵，阴阳二候诸证。

白术　黄芪　人参　茯苓　山药　甘草　木瓜　沉香　白芷

右等分，水二钟，煎至八分，温服。

诃黎散　歌云：诃黎散用诃黎勒，赤茯茱萸槟与归，更入木香大黄剂，姜煎疗瘵总相宜。

治劳瘵咳嗽上[3]气，阴阳二候诸证。

诃黎勒　赤茯苓　茱萸　槟榔　当归　木香　大黄

右等分。水二钟、姜三片，煎取八分，温服。

乌龙膏[4]　歌云：乌龙膏内用乌梅，紫菀柴秦生地宜，贝母木香风皂角，制丸阳瘵服为奇。

治劳瘵，涎唾稠粘，上气愤满，痰吐恶心，小便黄赤，口舌干燥，转筋拘急，四肢无力，及热多咽喉不利等阳病。

以后药共十两，各为末用。皂角二十片，去黑皮，醋炙为末，又二十片汤

1　各：原脱。据《普济方》卷二百三十六引"阴病开关散"补。

2　先服……膏服：凡十九字，疑当在下方"起胃散"之后。然《普济方》卷二百三十六引此方同，存疑不改。

3　上：原误作"止"。据《普济方》卷二百三十一引"诃黎散"改。

4　乌龙膏：据《普济方》卷二百三十六引"乌龙膏"，本方少"杏仁"一味。

浸去黑皮。又将猪精肉捣烂如泥，和皂角一处，入水五升，细揉。汁入童便三升、好酒一升，并熬如膏，入前药末为丸。空心，麦门冬汤下。甚者二十日效。

乌梅　紫菀　柴胡　秦艽　生地黄　贝母各一两[1]　木香五钱　防风　皂角各一两二钱

右服法如前。

玉龙膏[2]　歌云：玉龙膏内青蒿子，鳖甲柴胡并木香，白术茯苓归牡蛎，人参地骨白槟榔，朱砂枳壳乌梅肉，豆豉心和生地黄，更入肉蓉虎头骨，诸蒸劳瘵效非常。

治劳瘵，遗精梦泄，小便白浊，腹胀咳嗽，目睛失白，骨节疼痛，饮食不化，胃逆口恶，阴疼为患。

以后药除豆豉二合、辰砂五钱，共十六两，各为末；以杏仁五升，壮者以童便浸，春夏七月，秋冬十月，和瓶日中晒。每日一换新者，日数足，以清水淘，去皮、尖，焙干。别以童便一升，于银石器内以文火煮至随手烂，倾入砂盆，用柳木槌研糊为膏，细布滤过。入酥一两、薄荷自然汁二合，搅匀。和前药用槌捣五百下，丸如梧桐子大。空心，汤下十五丸至三十丸。经久诸证皆愈，进食安卧，面有血色，乃药行也。忌食苋菜、冷水、生血、雀鸽等物。

青蒿子　鳖甲　柴胡　木香　白术　茯苓　当归　牡蛎　人参　地骨皮　槟榔　朱砂五钱　枳壳　乌梅肉　豆豉　肉苁蓉　虎头骨各一两

右服法如前。

试效金鳖丸　歌云：金鳖黄连兼枸杞，天麦二冬生熟地，贝母知分地骨皮，蒸骨劳伤效立取。

治五劳七伤，骨蒸体热，诸药无效。

鳖一个重一斤余　地骨皮　枸杞子　天门冬　麦门冬　知母　贝母　黄连　生地黄　熟地黄

右水四升，煎至二升。另将鳖清水预浸一宿，次日倒悬一宿，次日入药汁内，煮汁尽为度，捣烂为饼，晒干，研为细末，炼蜜为丸如桐子大。每服六十丸，白汤送下无时。

1　各一两：原脱。据《普济方》卷二百三十六引"乌龙膏"补。
2　玉龙膏：此方所载剂量不全。据《普济方》卷二百三十六引"玉龙膏"："青蒿子、柴胡　白槟榔（各二两）　鳖甲、白术、赤茯苓、木香、牡蛎、地骨皮（各半两）、人参、生地黄（各一两）、当归（三钱）、朱砂（一钱）、豆豉心（二合）、虎头骨、肉苁蓉（各一两）。"供参考。

卷 之 十

钱塘　陈谏直之　类集

虚　损　门

虚损论

《经》曰：精气夺则虚。又曰：五损因虚，是人之虚损，皆由摄养失宜，起止逾度，心肾水火不降升所致。盖人精血常为不足，加之数夺其真，资化失则荣气乃虚，虚则卫气不固，精亦滑脱。肾气竭而阴微，不能与胃气上升，以接清阳之气，而元气下陷，脉即微弱。如感寒则损阳，阳虚则阴盛，故损自上而下，治之宜以辛甘淡，过于胃则不可治也；感热则损阴，阴虚则阳盛，故损自下而上，治之宜以苦酸咸，过于脾则不可治也。自上而损者，一损损于肺，皮聚而毛落；二损损于心，血脉虚少，不能荣于脏腑，妇人月水不通；三损损于胃，饮食不能为肌肤。自下而损者，一损损于肾，骨痿不能起于床；二损损于肝，筋缓不能自收持；三损损于脾，饮食不能消克。论曰：心肺损而色蔽，肾肺损而形痿，谷不能化而脾损。感此皆损之，病渐溃之深，皆虚劳之疾。而《难经》脉证又以损脉从上下，至骨痿不能起于床者死；至脉从下上，至皮聚而毛落者死。

其治法又以损其肺者，益其气；损其心者，调其荣卫；损其脾者，调其饮食，适其寒温；损其肝者，缓其中；损其肾者，益其精。又须先顾元气，盖有因病致虚者。如伤寒、暑、饮食后，或久病所致之类是也；有因虚致损者，如病后形瘁痿弱，劳瘵之类是也。若因病致虚犹为轻，盖病势尚在，元气未虚也；至于病初愈而复劳，或复饮食劳倦，或房劳、七情六欲，阳痿阴弱，加至赢损，此乃为重，病势已过，元气已索故也。二者更当分治。然虚皆为阴气不足。夫天之阳气为气，地之阴气为血，气常有余而血常不足，人之情欲无涯而增虚极者，多在于阴耳。世俗不知，往往补以辛香燥热之剂，以火济火，能免实实虚虚之祸邪？《经》曰：形不足者，温之以气；精不足者，补之以味。气属阳，天之所以食人者；血属阴，地之所以食人者。戒乎偏胜，非便以温为热也。又若曰：损者补之，劳者温之。此温乃温存之温也，岂以温为热哉？又如：虚则补其母，实则泻其子。此亦欲权衡之，得其平也。然又有宜补宜泻者，又在视其病气之不足、有余也。若人病势潮作之时，精神增加，是为病气有余，乃邪气胜也，急泻之以寒凉酸苦之剂；如潮作之时神气困弱，语言无力，为病气不足，乃真气不足也，急补之以辛甘温热之剂。又有形气、病气两不足者，此阴阳俱不足也，不可刺之，刺之重不足，重不足则阴阳俱竭，血气皆尽，五脏空虚，筋骨髓枯者绝，减壮者不复矣。形气、病气并有余者，此谓阴阳俱有余也，急泻其邪，调其虚实。故曰：有余者泻之，不足者补之。此之谓也。

人参养荣汤　歌云：养荣熟地草陈皮，远志参苓白术归，芪芍桂心并五味，泄加龙骨正相宜。

治积劳虚损，四肢骨肉酸疼，吸吸少气，行动喘啜，腹背强痛，饮食不思，阴阳衰弱，咳嗽下痢，呕吐痰涎，日渐瘦削。

人参　白术　甘草炙　熟地黄　五味子　茯苓　白芍药　当归　陈皮　黄芪　桂心去皮　远志去心，各等分

右水二钟、姜三片、枣一枚，煎取八分，空心热服。

清心莲子饮　歌云：清心莲子与参芪，芩草门冬地骨皮，白茯车前石莲肉，真虚淋浊尽能医。

治心中蓄积，时常烦躁，因而思虑，劳力抑郁，小便白浊，夜梦走泄，遗沥涩痛，便赤如血，上盛下虚，四体倦怠；或因酒色过度，心火炎上，肺金受克，口舌干燥，渐成消渴；妇人带下，睡卧不安。

黄芩　麦门冬　地骨皮　车前子　甘草　石莲肉　白茯苓　黄芪　人参

右等分。水二钟，煎取八分，温冷，食前服。发热，加柴胡、薄荷。

十全大补汤　歌云：十全大补草黄芪，芎芍人参熟地归，白术茯苓官桂等，补精养肾总相宜。

治男子、妇人诸虚不足，五劳七伤，不进饮食，久病虚损，时发潮热，夜梦遗精，面色萎黄；产后虚汗太多，神昏，欲成痉病，服之为佳。

人参　肉桂去皮　川芎　熟地黄酒洗　茯苓　白术　甘草　川当归　黄芪　白芍药

右等分。水二钟、姜三片、枣二枚，煎至八分，不拘时服。

黄芪鳖甲散　歌云：黄芪鳖甲桂柴参，半夏秦艽芍茯苓，知母天门并地骨，桑皮紫菀桔和中。

治虚劳客热，肌肉[1]消瘦，四肢倦怠，五心烦热，口燥咽干，日夜潮热，夜梦

1　肉：原误作"宛"。据《太平惠民和剂局方》卷五"黄芪鳖甲散"改。

盗汗，胸胁不利，减食多渴，咳唾稠粘，时有脓血。

人参　肉桂去皮，各五分　桔梗　生干地黄　半夏　紫菀　知母　赤芍药　黄芪　甘草　桑白皮　天门冬　鳖甲醋炙　秦艽　白茯苓　地骨皮　柴胡各八分

右水二钟，煎取八分，食远服。

十四味建中汤　歌云：当归白术草川芎，芍桂参苓熟地同，川附苁蓉芪半夏，建中汤入麦门冬。

治荣[1]卫不足，脏腑俱伤，积劳虚损，形体羸瘠，短气嗜卧，寒热头痛，咳嗽喘促，吐呕痰沫，夜卧汗多，失血虚极，心忪面黑，脾虚食少。

当归酒制　白芍药　白术　甘草　人参　麦门冬去心　熟地黄酒洗　川芎　茯苓　肉苁蓉酒浸　肉桂　附子炮，去皮　半夏泡七次　黄芪

右等分。水二钟、姜三片、枣一枚，煎取八分，食前温[2]服。

茯苓补心汤　歌云：补心汤用参苏饮，芍药芎归与地黄，虚热心烦多震惧，能将此服即安康。

治心虚不安，饮食少进，形倦身热，烦燥恶寒；女人思虑过度，经忽不行。

茯苓　芍药　川芎　当归　熟地黄　前胡　人参　半夏汤泡，姜制　苏叶　干葛　枳壳　陈皮　甘草　桔梗

右等分。作一贴，水二钟、姜三片、枣一枚，煎取八分，食远服。

补中益气汤　歌云：补中益气草参芪，归术柴升共柏皮，更入陈皮并芍药，气虚劳损尽能医。

治形神劳役，饮食失节，劳倦虚损，身热而烦，恶寒而渴，自汗无力。

人参　当归　白术　柴胡　升麻　芍药　黄芪　甘草　柏皮　陈皮

右各等分。水二钟，煎取八分，温服。内有加减。

调元多子方[3]　歌云：调元方内用陈皮，熟地参苓芍术者，山茱柏仲苁山药，枸龟[4]知归虎骨宜，五味破故牛生地，炼蜜为丸酒服之。

1　荣：原误作"劳"。据《太平惠民和剂局方》卷五"十四味建中汤"改。

2　温：原脱。据《太平惠民和剂局方》卷五"十四味建中汤"补。

3　调元多子方：此方无主治，歌诀后紧接配方，当以方名即为其功效。各药后之剂量与炮制法原为大字，现按例改为小字。下"大造方"同改，不另注。

4　龟：原作"兔"。本方中无含有"兔"字之药名，而有败龟板，但歌诀中则有"兔"而无"龟"，故知"兔"乃"龟"之误，因改。

熟地黄三两,肥大沉水、淮庆者佳。酒和,九蒸九暴,竹刀切碎

白术三两,无油者,麸炒　　当归二两,大者有力,酒洗

山茱萸去核,净肉二两　　人参用一两,去芦

黄耆一两,微黄色,绵柔者　　白茯苓一两,坚白者,去皮

肉苁蓉一两,刷出浮甲,割去白膜,酒浸一夜,酥炙黄色,竹刀切碎

白芍药一两,酒浸一时,炒干　　枸杞子一两,甘州者佳

败龟板三两,酒浸一夜,酥炙黄,石器捣碎

黄柏三两,酒浸,春秋一日半,夏一日,冬三日,炒至褐色

杜仲一两,酒浸,炒去丝　　五味子一两,肥大者

牛膝一两,柔润者,酒浸一宿　　破故纸一两,炒黄

山药一两,白无皮者可　　生地黄二两,酒浸晒干,竹刀切碎

陈皮一两,陈者,泡,去白　　知母二两,酒浸一宿,炒

虎胫骨一两,酥炙黄色

右方共药二十二味,名二至丸。取冬至一阳生、夏至一阴生之义,其效如神。如法制造为末,取分两净数,炼蜜为丸如梧桐子大。每服八十丸或百丸,无灰酒及盐汤不拘时送下。

大造方并论与丹溪补天丸颇同

按:紫河车,即生子胎衣。儿孕胞中,脐系于胞,受胞之养,胞系母腰,受母之荫,父精母血相合生成之精,真元气所钟也。夫名为紫河车者,盖天地之先,阴阳之祖,胚胎将兆,九九数足,此则载而乘之,故名。其历验篇名曰混沌皮,释氏又谓之佛袈裟,制服有却疾之功,久服有延年之效,但不可常得之物,或且有嫌忌,故人不知用耳。愚每制此方,惠诸人人,其取功奏效,可应手而得。一人禀气素弱,阳事大痿,因以河车配他药为一方,服不二料,体貌顿易,连生数子。一妇人年近六十,时已衰惫,用河车加补血药作丸服,甚效,寿至九十,强健如中年人。一人大病,久不能作呼声,服不数次,呼声出矣。一人患痿,足不任地,服之半年,病去如失。用于女人尤妙,岂非本所自出,而各从其类耶?若多生女及无子妇,服之而生男者,历历可数。病危将绝者,一二服可更生。补益之功,极其至矣,故名大造丸。配合诸药,俱有至理,并注各药之下。

紫河车　一具,米泔水洗净,新瓦上焙干,为末。须初生男女为妙。原方制法,吾依法

服之，微觉燥热，焙干火毒未去，莫若蒸熟晒干。又有用银器加淡酒，水内蒸化入药，意者生用气力尤全。又云：男用女胎，女用男胎。大抵不可必得，男女通用俱可。若妇人壮实，便第二胎亦可。

败龟板　年久者良。童便浸三日，酥炙黄，二两。按：此酥炙亦不免火毒。尝见济南胡良医云：龟板童便浸，瓷碗片刮去内外皮膜，蒸熟晒干为末，最妙。此当依胡言。

黄柏　去粗皮，盐酒浸，炒至褐色，一两五钱。邪火止能动欲，不能生物，俗医用阳药滋补，非徒无益，为害不小。上二味补阳补阴，居最用为河车之佐。

杜仲　酥炙去丝，一两五钱。主肾亏精损，腰疼余沥。

牛膝　去苗，酒浸，晒干。一两二钱。下部之药，引诸药而行。

以上四味，足少阴肾经药，古方加陈皮，名补肾丸。

生地黄　淮庆肥大者，二两五钱。入砂仁末六钱、白茯苓一块，重二两，稀绢同入银罐内，好酒煮干，添酒煮七次，去茯苓、砂仁不用。盖地黄得砂仁、茯苓及黄柏则走足阴，陶尚文以此四味为天一生水丸，秘而不传。

天门冬去心，一两二钱　**人参**去芦，一两　**麦门冬**去心，一两二钱。夏月加五味子七钱。

上四味，少阴药二门冬保肺气，不令火刑降肺气，下行肾水，然其性有降无升，得人参则补而降。本草云：主多生子以此也。古方加地黄，名固本丸。只麦门冬、五味子、人参三味，名生脉散。此方配合之意，大抵以金水二脏为生化之源，加河车以成大造之功。

右药除地黄，另用木石臼内杵舂一日，余药各为末，和地黄膏再捣极匀，酒米糊为丸如小豆大。每服八九十丸，空心临睡，淡盐汤、姜汤任下，寒月好酒尤妙。男子遗精，妇人带下，并加牡蛎粉一两五钱。妇人加当归二两，去龟板。

何首乌丸　歌云：熟地何首天门冬，知母茯苓酸枣同，更加枸杞山萸肉，炼蜜为丸即有功。

补精，乌须发。

熟地黄二两　**何首乌**四两　**天门冬**　**肥知母**各二两　**白茯苓**一两，去皮　**酸枣仁**　**枸杞子**甘州者　**山茱萸肉**各一两

右用旱莲草一斤取汁，各分浸各药二周时，取起晒干。为细末，炼蜜为丸如桐子大。每服八十丸，盐酒空心送下，日进二次。不可见铁器之物。

乌须丸　歌云：没石莲花五加皮，生熟地黄槐角依，中年须鬓班白者，服之一月效有奇。

治未中年须鬓班白者，服之一月，反黑。

没石子六个，三雌三雄　莲花蕊　五加皮　生地黄　熟地黄　槐角子各三两

右用好酒拾斤，浸拾日，晒干。为细末，炼蜜丸如桐子大。每服八十丸。将浸药原酒温热，食远送下。不可见铁器之物。

琼玉膏[1]

新罗人参二十四两　生地黄二十六斤，净洗，捣取汁八斤　白茯苓四十九两　白沙蜜二十斤

将人参、茯苓捣为细末，蜜用绢滤过，地黄取自然汁，捣时不用铁器，取汁去滓调过，用药一处拌匀。入罐内，用净纸二三十重封闭，悬挂汤内，用桑柴火煮三昼夜。取出，用蜡纸包封瓶口，入井内去火毒，一伏时。取出，再入旧汤内煮一日，出水气。取三匙作三盏，祭天地，拈香设拜。每日晨朝，以二匙温酒化服。不饮酒者，白汤化之。此膏填精补髓，血满髓实，万神具足，五脏盈溢，发白变黑，齿落更生，返老还童，夜无梦想，开通强记，神识高迈，功效不可具述。

加味补阴丸　歌云：补阴知母芍当归，黄柏陈皮又败龟，牛膝琐阳兼熟地，用之虎骨足扶颓。

降阴火，滋肾水，利腰膝，壮筋骨。

黄柏四两　知母　熟地黄　败龟板酥炙　牛膝　当归各二两　芍药　琐阳　陈皮　虎骨各一两，酥炙

右为细末。毋犯铁器，酒煮羊肉丸如梧桐子大。每服五六十丸，淡盐汤送下。

自　汗　门

自汗论

心之所藏，在内者为血，发于外者为汗。盖汗乃心之液，而自汗之证，未有不由心肾俱虚而得者。故阴虚阳必凑，发热而自汗；阳虚阴必乘，发厥而自

1　琼玉膏：此方原无歌诀。

汗。此阴阳偏胜所致也。然所谓自汗者，无问昏醒，浸浸自出。若睡着汗出，觉而随止，即名盗汗，心虚所致。劳役而动，因以出汗，非自汗也。内因之脉，多微而涩，涩而虚，虚而弱。治之敛心气，溢肾水，升降水火，汗自止矣。然有伤寒而自汗者，邪气干卫气，不因发散所致。又有伤寒盗汗，非若杂病之虚，是由邪气在半表半里使之然也。此邪气侵行于里，外连表邪，及睡则卫气行于里，乘表中阳气不致，津液得泄，故但睡而汗出，觉而气散于表而汗止矣，悉当和解而已。有手足汗出者，胃主四肢，阳明之证也，阳经邪热传并阳明，阳明为津液之主，病则自汗。有头汗出者，亦属阳明，盖邪搏诸阳，津液上蒸，见于头也。以实表活血清利为先。而丹溪亦言自汗属气虚、血虚、阳虚、痰湿者，俱自汗之原也，治宜各从其类。

玉屏风散　歌云：散号玉屏风，黄芪白术同，防风成剂服，自汗有神功。

治自汗。

黄芪　白术　防风各二钱

右为一贴，水二钟，煎至八分，去滓，食远温服。

济生黄芪汤　歌云：黄芪汤入草归苓，熟地天门五味成，小麦麻黄根肉桂，防风同剂汗随宁。

治喜怒惊恐，房室虚劳，致阴阳偏虚，或发厥自汗。

黄芪　当归　熟地黄　天门冬　五味子　小麦　麻黄根　肉桂　防风　白茯苓　甘草[1]各等分

右为一贴，水二钟、枣一枚，煎至八分，食远温服。

当归六黄汤[2]　歌云：六黄汤内用当归，生地芩连熟地随，更入黄芪并黄柏，身多自汗服无危。

治自汗、盗汗。

当归　生地黄　黄芩　黄连　熟地黄　黄芪　黄柏

右水二钟，煎取八分，食远温服。

1　白茯苓　甘草：二味原脱。据南宋·严用和《严氏济生方·诸汗门》"黄芪汤"补，与上方歌诀合。

2　当归六黄汤：原方未出剂量。《兰室秘藏》卷下"当归六黄汤"作：六味等分，黄芪加倍。供参考。

大补黄芪汤　歌云：大补黄芪五味苓，防风白术与归参，川芎桂草茱萸肉，熟地同汤汗可禁。

治自汗，敛心气，溢肾水，补不足，实表里。

黄芪　白术　五味子　人参　茯苓　防风　当归　川芎　官桂　山茱萸肉　熟地黄　甘草

右各等分。水二钟、枣二枚，煎取八分，食远温服。

痟　渴　门

痟渴论

人之肾，实主乎水，膀胱为津液之府，所以宣行肾水，上润于肺，故识者肺为津液之脏，自上而下，三焦脏腑皆囿乎真水之中，《内经》以水之本在肾，末在肺者，此也。真水不竭，安有所谓渴哉？又曰：二阳结，谓[1]之消脉。人惟淫欲恣情，酒食无节，酷嗜炙煿、咸酸、甘肥、腥膻之属，复以丹砂玉石济其私，于是炎火上熏，脏腑生热，燥烁炽盛，津液干枯，结而不润，故渴饮水浆而不能自禁也。盖其热气上腾，心虚受之，心火散漫，不能收敛，胸中烦燥，舌赤唇红，此渴引饮常多，小便数而少，病属上焦，谓之消渴；热蓄于中，脾虚受之，伏阳蒸胃，消谷善肌，饮食倍常，不生肌肉，此渴亦不甚烦，但欲饮冷，小便数而甜，病属中焦，谓之消中；热伏于下，肾虚受之，腿膝枯细，骨节酸疼，精走髓空，引水自救，此渴水饮不多，随即溺下，小便浊而有脂液者，病属下焦，谓之消肾。此三消者，其燥热同也。又有言心肺气厥而渴者，有言肝痹而渴者，有言脾湿而渴者，有言肾热而渴者，有言胃与大肠二阳结热而渴者，有言脾痹而渴者，有言小肠脾热而渴者，有因病疟而渴者，有因肥甘美食而渴者，有因醉饱入房而渴者，有因远行劳倦遇大热而渴者，有因伤害胃干而渴者，有因病风而渴者。虽五脏之部分不同，而其病之为燥热亡液则一也。又若强中消渴，其毙可立待者，又何言哉？

大率治此疾者，必宜补肾水阴寒之虚，而泻心火阳热之实，除肠胃燥热之甚，济身中津液之衰，使道路散而不结，津液生而不枯，气血利而不涩。则病

1　谓：原作"胃"。据《素问·阴阳别论篇》改。

日已矣，岂不以滋润之剂养阴，以制燥滋水而充液也哉？何世之论消渴者，多不知其意而欲行暖药以补元气？殊不知肾水属阴而本寒，虚则为热；心火属阳而本热，虚则为寒。若肾水阴虚，则心火阳实，是谓阳实阴虚而上下俱热矣。以彼之言，但见消渴数溲，遂言为下部寒尔，岂知肠肾燥热怫郁使之然也。且夫寒物属阴，能养水而泻心；热物属阳，能养火而耗水。今肾水既不胜心火，则上下俱热矣，又将以热药养肾水，而欲令胜心火，有是理耶？

和血益气汤　歌云：益和气血杏麻黄，生地桃仁知母羌，升柏连柴归防己，红花甘草石膏强。

治痟渴饮水不能自禁，血涩而不利，胸中烦燥，小便数而少。

麻黄　杏仁　生地黄　桃仁　知母　羌活　升麻　黄柏　黄连　柴胡　当归　防己　红花　甘草　石膏各等分

右为一贴，水二钟，煎取八分，去滓，食远温服。

黄芪六一汤　歌云：六一黄芪方古有，一分甘草六分芪，更加一枣煎成服，男女诸虚尽可医。

治男子、妇人诸虚不足，胸中烦悸，时常消渴，或先渴而后发疮，或病痈疽而后渴者，并治之。

黄芪　甘草

右等分[1]。水二钟、枣一枚，煎取八分，温服。

地黄饮子　歌云：地黄饮子有神功，生熟淮黄参草同，石斛黄芪并枳实，枇杷泽泻麦门冬。

治痟渴，咽干面赤烦燥。

生淮黄　熟淮黄　人参　甘草　石斛　黄芪　枳实　枇杷　泽泻　麦门冬　生地黄各等分

右为一贴，水二钟、枣一枚，食远温服。

麦门冬饮子[2]　歌云：麦门饮子加生地，五味人参葛茯神，知母蒌仁并甘草，膈消烦渴实时宁。

1　右等分：方名曰"黄芪六一散"，歌诀云："一分甘草六分芪"，此"右等分"当有误。《普济方》卷二百八十八"黄芪六一散"作：黄芪六两，甘草一两。供参考。

2　麦门冬饮子：此方与卷九之"麦门冬饮子"名同而方组主治并不同。

治膈消[1]胸满，津液干少，知气多为消渴。

生地黄　五味子　人参　甘葛　茯神　知母　麦门冬　瓜蒌仁　甘草

右各等分。为一贴，水二钟，煎取八分，食前温服。

黄芪汤　歌云：黄芪汤用麦门冬，生地天花五味从，更入茯苓并甘草，清消润渴有奇功。

治痟渴烦燥，舌赤唇红，津液枯燥。

黄芪　麦门冬　生地黄　天花粉　五味子　茯苓　甘草

右各等分，水二钟，煎取八分，去滓温服。

简易天花元　歌云：简易宣连牡蛎煅，苦参知母及天花，辰砂铁粉金银箔，芦荟藕之扁豆加。

治三消神效。

净宣连三两，童便浸三宿，焙　白扁豆姜制，去皮，炒，二两　辰砂别研，一两　牡蛎煅，半两　铁粉是初冶生铁，有黄焏内黑灰是。别研，一两　知母　苦参　天花粉各半两　芦荟一钱　金银箔各二十片

右为细末，生瓜蒌根汁一合，同炼蜜为丸如梧子大。每服七十丸，空心，麦门冬汤下。

1　消：原作"清"，据上方歌诀及文义改。

卷 之 十 一

钱塘　陈谏直之　类集

疟　门

疟证论

《素问》云：疟生于风。又云：夏伤于暑，秋必病疟。由脾胃虚而有痰，外冒六淫，阴阳交争，虚实更作而成也。其发始于毫毛欠伸寒栗，头与腰脊俱痛，或先寒后热，先热后寒，或热多寒少，寒多热少，或单热单寒。其发有时者，其邪客于风府，循膂而下，卫气一日一夜必大会，故一日一作常晏也，为易治。或问：日或三日一作，卫气行风府，日下一节，二十日至尾骶，以入脊内，注于伏冲脉，出于缺盆中，其气既上，故病稍早发。其间日发者，由邪气内薄五脏，其气深，其行迟，间日难治。三日尤难治也，夫三日一作者，阴经受病也，作于子、午、卯、酉，少阴疟也；作于寅、申、巳、亥，厥阴疟也；作于辰、戌、丑、未，太阴疟也。又寒疟属太阳，热疟属阳明，风疟属少阳。

疟得于暑，当汗而解。或因取凉太过，汗郁成痰。其初感也，弱者即病；胃气强者，伏而不动。至于再感，复因内伤，其病乃作，宜其难差。夫感暑与风，皆外邪也，非汗多不解。又有感病极深，邪气必自藏传出至府，其发无时。若发于午之后、寅之前者，血受病也；二日连发，住一日者，气血俱病也。故治此病者，春夏易，秋冬难，在阳分易，在阴分难，又当以寒热多寡分经络而治。盖伤在阳者迟而暴，伤在阴者远而深；在气则发之早，在血则发之晏；浅则日作，深则间之。此虽分在阴在阳，是乃浅深之谓，皆当从汗而解也。又邪气深入阴分、血分而成久疟者，必当用升发之药，自藏而出之于府，然后自表作汗而解。若用下药，则邪气愈陷下而难出也。又久疟之人，正气虚者，不可用劫药，恐损其胃气也。若有疟母，必须毒药消之，行气消坚为主。又有食疟、痰疟、疫疟、瘴疟、牝疟、牡疟者，皆当随证而思其所以治之也。俗称疟为脾寒，此亦有理，盖由暑盛阳极人，伏阴在内，脾困体倦，腠理开发，或因取凉而微寒客于肌肉，或劳役饥饱内伤而即病作，故指肌肉属脾，发则恶寒战栗，乃谓之脾寒耳。古人辨疟不得为脾寒者，正恐人专于温脾之说，不明造化之源，而失病机气宜之要也。

常山饮　歌云：常山饮入草乌梅，知母良姜草果宜，疟疾不瘥如瘵病，侵晨煎服效须臾。
治疟疾。盖因外邪客于风府，生冷之物，内伤寒热，独作寒则肢体颤掉，热则举身如烧，头疼恶心，饮食少进，口苦咽干，渐成劳瘵。

知母　川常山　草果　甘草炙　良姜各一钱　乌梅五个，去仁

右水二钟、姜五片、枣一枚，不拘时，去滓服。

万安饮　歌云：万安草果及青皮，柴草常山厚朴梅，更入槟榔姜五片，水煎加酒效为奇。

治疟久不愈，寒热大作。

草果　青皮　柴胡　甘草　常山　厚朴　槟榔

右水、酒各一钟、姜五片、乌梅一个去仁，露一宿，临发日早，温服。

清脾汤[1]　歌云：清脾汤用草柴胡，白术黄芩草果扶，半夏茯苓青厚朴，脉成弦数亦将苏。

治瘅[2]疟，脉来弦数，成热多寒少，口苦舌干，小便赤涩，或热不寒。

青皮　白术　柴胡　厚朴姜制　茯苓　黄芩　半夏姜制　草果仁

右水二钟、姜三片、乌梅一枚，煎至八分，未发前并进三服。

七宝饮　歌云：七宝饮中草果仁，乌梅白术与参陈，茯苓半夏并甘草，疟疾驱除效若神。

治久疟，心膈有痰，或先寒后热，不问鬼疟、食疟。

草果仁　白术　人参　陈皮　茯苓　半夏　甘草各一钱

右水、酒各一钟、姜三片，煎至一钟，露一宿，如法再煎一钟。发日，面东温服。

四兽饮　歌云：四兽饮汤加白术，陈皮甘草夏参苓，乌梅草果生姜枣，疟疾加侵服自宁。

治五脏气虚，喜怒不节，致阴阳相胜，结聚涎饮，与胃气相搏而发疟。

人参　白术　茯苓　甘草　陈皮　草果　乌梅去仁　枣子　半夏姜制　生姜各等分

右为一处，以盐少许淹。食饭时纸裹数重，慢火煨香熟，水一盏，煎取七分，未发前并进数服。

鳖甲饮子　歌云：鳖甲川芎厚朴芪，乌梅白术与陈皮，槟榔草果并甘草，姜枣同煎疟可医。

1　清脾汤：原方未出剂量。据《世医得效方》卷二"清脾汤"作：各等分，每服四钱。供参考。

2　瘅：原误作"癉"。据《世医得效方》卷二"清脾汤"改。

治疟久不愈，腹中结块，名曰疟母。

鳖甲　白术　黄芪　厚朴　川芎　陈皮　槟榔　白芍药　草果　甘草

右等分。水二钟、姜三片、枣一枚、乌梅半个，煎取八分，食远服。

痢门　又名滞下

痢证论

古方滞下即痢疾，多由脾胃不和，饮食过度，停积于脾胃，不能克化，又为风寒暑湿之气干之，故为此疾。有气虚兼寒热，有食积，有风邪，有热，有湿，有阳气下陷，而感受不一。其在皮肤之分属金，故色白也；次在血脉之分，属心火，故为血也，或赤，热深甚也；在肌肉属脾土，故作黄脓；在筋部属肝，故其脓色带苍；深至骨属肾水，故紫黑血出也。各随五脏而见五色，是其标也，本则一出于热，但分浅深而已。又风喜伤肝，肝主血，下清血者为风也。湿喜伤脾，而取下如豆汁。盖脾胃为五谷之海，无物不受，常兼四脏，而豆汁之色如五色之相杂，故下如豆汁者为湿也。

凡此泄痢，有里急后重者，有腹痛甚者。盖里急后重，其证不一，有因火热，有因气滞，有因积壅，有大肠气降而为气虚，有虚坐努责而为血虚者。大要火热者寒之清之，气滞者调之，积滞者去之，气虚而降者升之，血虚者补之，各察其所因也。至于腹痛亦然，有因内气郁结不行所致，理宜行气散郁为先。亦有挟寒、挟火热积滞、血虚者，又宜随证处治可也。河间深辨，不当以赤白分冷热，乃属肺金心火之化，而治以辛苦寒之剂，或微加辛热为佐。盖辛能发散，开通郁结，苦能燥湿，寒能胜热，使气宣平而已。但世之患此疾者，赤白居多，今既以不当分冷热为治，若专以辛苦寒退热，此则治本之法，所谓心火肺金之化者，抑有别欤。盖心主血，肺主气。白属肺金，此气受病也；赤属心火，此血受病也；赤白相杂，血气俱受病也。知此，则肝青、脾黄、肾黑，亦可得而互明矣。夫河间则以为诸痢一出于热，然考之《内经》，盖亦有寒者在，但热多而寒少也。丹溪则亦以为，有挟虚挟寒之证。但世之《局方》，不辨三因，专用涩热之药，其失甚矣。至专用苦寒疏下之药，则亦未甚为当，何则？盖病有虚实，治有先后。若病气暴至，元气壮实，积滞胶固，须宜下之；病久气脱，肠胃虚滑不禁者，亦宜温之、涩之。大抵治痢当从仲景、河间之法，可温则温，可下则下，或解表，或利小便，或待其自已。河间分别在表在里、挟风挟热挟寒等证，后之作者，无越于斯。但气血一条未尝立论，其于芍药汤下有曰：血行则便自愈，调气则后重除。盖谓溲便脓血之滞也，故曰行血自愈；奔迫后重之实也，故曰调气自除。但脓血赤白亦有气病、血病之分，后重里急亦有气实、血虚之异，学者又不可不察。又有一家之内，上下传染，长幼相似，是疫毒痢也，治法固当察其运气之相胜及虚实冷热，随证而用之。又有饮服冷酒寒物、房室劳伤精血而成久毒痢，则宜消化毒食以保卫之。若痢而能食，知胃未病也。若脾胃湿热之毒熏蒸清道而上，以致胃口闭塞而成禁口之证，理宜除胃口之邪热以通心气可也。

治痢十法

痢有恶寒发热、身首俱痛，此为表证，宜微汗和解，用苍、芎、陈、芍、甘草之剂；其或腹痛后重，小水短，下积，此为里证，宜和中疏气，用炒壳、制朴、芍、陈、滑、草之剂。其或下坠异常，积中有紫黑血而又痛甚，此为死血证，法当用擂细桃仁、滑石行之。或口燥及大便口燥辣，是名挟热，即加黄芩；或口不渴、身不热、喜热手熨烫，是名挟寒，即加干姜。其或下坠在血活之后，此气滞证，宜于前药加槟榔。一[1] 其或在下则缠住，在上则呕食，此为毒积未化，胃气未平证，当认其寒则温之，热则清之，虚则用参、术补之，毒解积下，食将自进；其或力倦，自觉气少恶食，此为挟虚证，宜加白术、当归身尾，甚者加人参，又重者止用此一条加陈皮补之，虚回而痢自止；其或气行血和，积少，但虚坐努责，此为无血证，倍用当归身尾，却以生芍药、生桃仁佐之，复以陈皮和之，血生自安。其或缠坠退减十之七八，秽积已尽，糟粕未实，当炒芍药、炒白术、炙甘草以服之。其或利后糟粕未实，或食粥稍多，或饥甚方食，腹中作痛，切忌惊恐，当以陈皮、白术各半汤和之自安。其或久痢后体虚弱，滑下不止，又当以药涩之。谨录丹溪治法于此。

芍药汤　歌云：芍药汤中用木香，黄芩官桂及槟榔，归连甘草将军共，血痢消疼服自强。治下痢脓血，里急后重，腹痛作渴，日夜无度。

---

1 一：此字疑衍。

芍药三钱　黄芩　当归　黄连各二钱半　甘草炙，一钱　木香　槟榔　官桂各一钱五分　大黄二钱

右水二钟，煎取八分，温服。如虚人痢久，去大黄。内除官桂、甘草，又名**遵**[1]**滞汤**。

当归芍药汤　歌云：当归芍药痢中汤，枳壳黄芩与木香，更入黄连并厚朴，腹疼虚坐实时强。

治下痢努责疼痛，虚坐而不了者。

当归　芍药　黄芩　黄连　枳壳　厚朴各等分　木香少许

右水二钟，煎取八分，去滓服。

地榆散　歌云：地榆赤芍茯苓归，粟壳干姜草葛随，脾胃气虚并冷热，白红痢证尽能医。

治脾胃气虚，冷热不调，下痢脓血，赤多白少，里急后重，口燥烦渴，小便不利，纯下鲜血。

地榆炒　干葛各七分　茯苓去皮　赤芍药各八分　干姜六分　当归八分　甘草炙　罂粟壳蜜炙，一钱

右水二钟、姜三片，煎至七分，不拘时服。

胃风汤　歌云：胃风汤用桂参芎，芍药归苓白术同，粟米百余煎入内，肠鸣腹痛有神功。

治风冷乘虚入客肠胃，水谷不化，泄泻注下，腹胁疼痛，肠胃湿毒，下如豆汁，或下瘀血，日夜无度。

白术　川芎　人参　白芍药　当归　肉桂　茯苓各等分

右水二钟、粟米百余粒，煎取七分，去滓，空心热服。

御米汤　歌云：御米干姜草茯苓，罂房厚朴共人参，乌梅大枣加姜片，下痢无时服便宁。

治久患痢疾，或赤或白，脐腹疼痛，里急后重，发歇无时，日夕无度；及下血不已，全不入食，并皆治之。

厚朴去皮，姜制　罂粟壳蜜炙　白茯苓　甘草炙，各[2]一钱　人参　干姜炮[3]，各七分

1　遵：疑为"导"字之误。

2　炙，各：原作"各炙"。据文义乙转。

3　炮：原误作"泡"。据《太平惠民和剂局方》卷六"御米汤"改。

右水二钟、姜三片、枣三枚、乌梅一个去仁,煎取八分,食前服。

真人养脏汤　歌云：养脏诃黎与木香,当归白术芍同方,人参肉豆蔻房草,治痢科中此最良。

治大人、小儿肠胃虚弱,冷热不调,脏腑受寒,下痢赤白,或便脓血,有如鱼脑,里急后重,脐腹疞痛,日夜无度,胸胁胀满,全不思食,脱肛坠下,并皆治之。

人参　当归　白术　肉桂　甘草各四分　肉豆蔻面煨　白芍药　木香　诃子去核　罂粟壳蜜炙,一钱二分,去蒂

右水二钟、姜三片、枣一枚,煎取八分,食前温服。

霍 乱 门

霍乱论

霍乱之候,挥霍变乱,起于仓卒。多因内有所积,外有所感,或挟食伤寒,阴阳乖隔,上吐下利而燥扰痛闷,是其候也。偏阳则多热,偏阴则多寒,此证惟夏秋令居多,皆由触冒暑湿二气,或因夫生冷瓜果所伤,故令肚腹疼痛,上攻心胃,故先利而后吐,或先吐而后利。吐利既作,五脏俱损,脾胃之气衰敝,切莫辄与谷食。若吐泻不彻,犹当吐提其气,极是良法。其有干霍乱者,上不得吐,下不得利,所伤之物,拥闷正气,心腹胀满,顷刻之间,多致闷绝。有湿霍乱者,盖以所伤之物,或因吐利而尽泄出则止,故死者少也。治之惟在温暖,更详别三因以调之。若夫伤寒霍乱转筋身热者,亦由脾胃多受湿热,中焦气滞,或因冷饮,或伤冷水,或感湿气,冷热不调,水火相干,阴阳相搏,上下相离,荣卫不能相维,故转筋挛痛,经络乱行,暴热吐泻。中焦,胃气所主也。或曰热无吐泻,止是停寒者,误也。但寒者脉沉细而迟,热者脉实大而数。又有内因损气,亡液过多,则脉亦[1]能实数而反迟缓,虽尔亦为热也。惟脉浮洪者可治。微而迟,气少不语者,为难治。又曰：霍乱主乎阳明,阳明者,胃、大肠也,阳明为水谷气血之海,主润宗筋,既损则宗筋失养,故令转筋入腹也。

诃子散　歌云：诃子散中甘草陈,干姜厚朴最为神,茯苓草果酒神曲,霍乱交侵此最珍。

1　亦：原误作"赤"。当为"亦"之形误,据文义改。

治心脾冷痛，霍乱吐利，如神。

诃子　茯苓　草果　神曲　厚朴　干良姜　陈皮　甘草

右各等分。水二钟、姜三片，煎取八分，食远热服。

七气汤[1]　歌云：七气名汤芍药参，陈皮半夏紫苏苓，更加厚朴并官桂，霍乱之危即可宁。

治七气郁结，五脏互相刑[2]克，阴阳不和，挥霍乱，吐利反作。

厚朴姜制　茯苓　陈皮各一钱　人参五分　桂心　半夏姜制　白芍药　紫苏叶

右水二钟、姜七片、枣一枚，煎取八分，空心热服。

四逆汤　歌云：四逆汤中附子归，桂心通草与茱萸，细辛芍药并姜草，霍乱将危亦可医。

治七气发郁，致藏气刑克，阴阳反矣，痞满噎塞。

当归　附子　桂心　通草　茱萸　甘草　细辛　芍药　干姜

右等分。水二钟、姜五片，煎取八分，去滓热服。

浆水散　歌云：浆水散中加半夏，干姜附子桂非常，更同甘草良姜剂，浆水煎成服见康。

治暴泄如水，周身汗出尽冷，脉弱不能语言，甚者加吐。

半夏　干姜　附子　桂心　良姜　甘草

右浆水二钟、姜五片，煎取八分，温服。

泄 泻 门

泄泻论

脏腑泄泻，其证多种，有飧泄、溏泄、洞泄、濡泄、溢泄、水谷注下。要皆主乎脾胃冷热相杂，兼以风湿乘其脾土，不能健运水谷；或外感风寒暑湿，或内伤生冷酒食，或七情内郁而致然也。《经》云：春伤于风，夏必飧泄。盖春

1　七气汤：本书收入三个不同的七气汤。分别位于"气门""心痛门""霍乱门"，要注意三者不同的主治与组成。此方后四味未出剂量，《世医得效方》卷四《霍乱》"七气汤"之主治与用药均相同，前四味之剂量与此颇不同，不能据补。

2　刑：原误作"形"。据《世医得效方》卷四《霍乱》"七气汤"改。

时肝木自旺，不能受邪，而反移气克于脾土，脾既受克，不能运化，因成积滞，至夏复感发动，则为飧泄。又云：湿胜则濡泄。寒甚则为泄，暑热盛之亦为泄。至于七情感动，藏气不平，亦致溏泄。凡此，泄泻色白，小便澄澈，寒也；如青、黄、红、紫、黑而小便赤涩，热也。是知寒少热多，寒则不能久也。若太阴经受湿而为泄，虚滑身重微满，不知谷味，久则防变而为脓血。脾经传肾，谓之贼邪。若先利而后滑，谓之微邪。此皆脾土受湿之所为也。有厥阴经下利不止，手足厥逆，涕唾脓血，此有表邪缩于内，当泻表邪而愈。如寒气在腹，攻刺作痛，洞下清水，腹内雷鸣，米饮不化者，寒而泄也；粪色赤黄，肛门焦痛，粪出谷道，犹如汤浇，烦渴，小便不利者，以热而泄也；有因饮食过多，致伤脾气，遂成泄泻，其人必噫气如败卵臭；有因脾气久虚，不受饮食，食毕即肠鸣腹急，尽下所食物方才宽快。

此其病形各异，而治法在于寒则温之，风则散之，热则清之，温则分利之，先理中焦，分利水谷，然后用以断下。惟饮食停满，直须消利，不可补虚涩肠而不温散风邪，邪得补而愈盛，为痢为胀，不可遏矣。又云：小腹不满者，是湿；饮食入胃，不住，或完谷不化者，是气虚；腹痛，泻水肠鸣，痛一阵，泻一阵，是火；或泻，时或不泻，或多或少，是痰；腹痛甚而泻后痛减者，食积也。

实肠散 歌云：实肠散用草砂仁，肉豆木[1]香厚朴陈，诃子茯苓并苍术，随宜疗泻效如神。

治脾受湿，不欲饮食，飧泄，大便溏利不实。

甘草　砂仁　肉豆蔻　木香　厚朴　陈皮　诃子　茯苓　苍术各等分

右水二钟、姜三片，煎取八分，食远温服。

正气卫生汤[2] 歌云：正气卫生加草陈，霍香厚朴与芎辛[3]，茯苓半夏同苍术，泄泻名汤此最珍。

治湿热，气虚困弱，腹胀恶心，食少久泄。

陈皮　甘草　霍香　厚朴　川芎　茯苓　半夏　苍术

右水二钟、姜三片，煎取七分，食远温服。

---

1 木：原误作"呆"。本草无名"呆香"者，据此下方剂组成有"木香"改。
2 正气卫生汤：此方未出剂量。
3 辛：方剂组成未见有与"辛"相关药名，可能是为押韵而添之字。

桂苓甘露饮[1]　歌云：桂苓甘露饮，滑石与山精，寒水同猪泽，暑伤效至灵。

治五心热，口渴，小水不利，泄泻。

官桂　茯苓　滑石　白术　寒水石　猪苓　泽泻

右水二钟，煎取七分，空心服。

经验治中汤　歌云：经验治中姜白术，陈皮之内净青皮，砂仁芍药并神曲，甘草人参剂必奇。

治脾胃不足，饮食不节，肠鸣腹痛，泄泻注下。

干姜炒　白术　净青皮　陈皮　砂仁各一两　人参半两　芍药　神曲炒　甘草炒，半两

右水二钟、姜三片、枣二枚，煎取八分，温服。

黄芪补胃汤　歌云：黄芪补胃用柴胡，白术陈皮益智乎，诃子人参并肉蔻，茯苓神曲草相扶。

治一日大便三五次，溏而不多，有时泄泻，腹中鸣。

黄芪　柴胡　人参　白术　陈皮　益智　甘草　白茯苓　肉豆蔻　诃子肉　神曲炒

右等分，水二钟、姜三片，煎取八分，食远温服。

1　桂苓甘露饮：此方未出剂量。

卷 之 十 二

钱塘　陈谏直之　类集

水 肿 门

水肿论

人之所以为生，水与谷而已，水则肾主之，土谷则脾主之。惟肾虚不能行水，惟脾虚不能制水。胃与脾合气，胃为水谷之海，又因虚而不能传化焉，故肾水泛溢，反得以浸渍脾土，于是三焦停滞，经络壅塞，水渗于皮肤，注于肌肉，而四肢身面俱肿矣。又谓，《经》曰：诸湿肿满，皆属于脾。诸腹胀大，皆属于热。故水肿者，湿热之兼，非特脾虚不能制水也。其状目胞上下微起，肢体重着，咳喘怔忡，股间清冷，小便涩黄，皮薄而光，手按成窟，举手即满，皆是也。有热者，水气在表；无热者，水气在里。阳病水兼阳证者，脉必浮数；阴病水兼阴证者，脉必沉迟。若遍身肿，烦渴，小便赤涩，大便闭，此属阳水；遍身肿，不烦渴，大便溏，小便少，不赤涩，此属阴水。大凡水肿先起于腹，而后散四肢者，可治；先起于四肢，而后归于腹者，不治。大便滑泄，与夫唇黑，缺盆平，脐突，足平背平，或肉硬，或手掌平，又或男从脚下肿而上，女从身上肿而下，并皆不治。

仲景曰：腰以下肿，宜利小便；腰上肿，宜发汗。此其要略也。大法宜清心经之火，大补脾土。金运化之职，肺气下降，渗道开通。败浊之气，其稍清者，复回而为气、为血、为津液。其败浊之甚者，在上为汗，在下为溺，以渐而消，而肿自平复矣。更看所挟加减，必须补中行湿，利小便。若腹胀，少佐以厚朴；气不运，加木香、木通；气若下陷，加升提之药，能使大便润而小便长。有热，当清肺金，随病加减，无有不安。今人但知治湿当利小便之说，执此一途，用诸去水之药，往往多致不救。又用导水、舟车、佑神等丸大下之，此速死之兆。盖脾极虚而败，愈下愈虚，虽切效目前而阴损正气，然病亦不旋踵而至。如水气在里，若可下者，又当权其轻重，不可过用猛烈之剂，一发不收，吾恐浚决者易，固闭者难，水气复来而无以治之也。又有所谓风肿者，皮粗，麻木不仁，走注疼痛；气肿者，皮厚，四肢瘦削，腹胁胀膨，其皮间有红缕赤瘄[1]者，此血肿也。妇人怀孕，亦有气遏水道而虚肿者，此但顺气安脾，饮食无阻，既产而肿自消也，更推及之。

---

1 瘄：shí，(音食)：腐败的疮疡。《字汇·病部》："瘄，败疮也。"

实脾散　歌云：实脾散内草苓瓜，附子干姜草果加，厚朴陈皮并白术，三[1]姜一枣肿无瑕。

治阴水发肿，用此先实脾土。

厚朴姜制　白术　木瓜　木香　草果仁　大腹[2]子　附子炮　白茯苓　干姜炮　甘草炙

右水二钟、姜三片、枣一枚，煎至八分，去滓服无时。

五皮散　歌云：地骨茯苓姜，五加大腹良，数皮同作散，祛肿效非常。

治风湿客冷，脾经气血凝滞，以致面目虚浮，四肢肿满，心腹膨胀，上气喘急，兼治皮水、妊娠胎水。

五加皮　地骨皮　大腹皮　茯苓皮　生姜皮各等分

右水二钟，煎八分，用白滚汤磨沉香、木香，各加一呷，热服无时。

木香分气汤　歌云：木香分气用槟榔，赤茯猪苓泽夏良，苏子灯心并枳壳，满中胁胀实时康。

治一切气逆，心胸满闷，腹胁胀急，咳嗽冷痰，气不升降。

木香　槟榔　赤茯苓　猪苓　泽泻　半夏　紫苏子　枳壳

右等分。水二钟、姜三片，煎取八分，去滓温服。

索矩三和汤　歌云：索矩三和汤有功，紫陈厚朴共木通，海金砂与生姜草，治肿宽中不可穷。

治遍身虚肿、腹胀气急、小水不利等病。

木通　厚朴　陈皮　海金砂　甘草

右等分。水二钟、姜三片，煎取八分，去滓温服。

积 聚 门

积聚论

五积生于五脏之阴气，其始发有常处，其痛不离其部；六聚成于六腑之阳气，其始发无根本，上下无所留止，其痛无常处。皆由阴阳不和，脏腑虚弱，

1　三：原作"五"。据下文煎法所云"姜三片"改。

2　大腹子："腹"原误作"伏"。据下方五皮散"大腹皮"改，大腹子即槟榔。

风邪搏之，忧怒乘之，伤五脏，逆四时，乃留结而为积聚矣。七癥者，癥聚成块；八瘕者，假物成形。在中者，为痰饮；在右者，为食积；在左者，为血块。气不能作块成聚，块乃有形之物也，痰与食积、死血而成者也。癥伤食，瘕伤血，痞伤气，癖伤精，其七情所伤，胜复传克不行，遂伤本脏。肝积曰肥气，必左胁大如杯，似有头足，色青，两胁下痛，牵引小腹，足寒转筋，男为积疝，女为瘕聚也。心积曰伏梁，必起于脐上，大如臂，上至心下，如梁上之横架，腹热面赤，咽干心烦，色赤，甚则吐血，食少也。脾积曰痞气，必留于胃脘，痞塞不通，色黄，病饥则减，饱则见，腹满呕泄，足肿肉消，久则四肢不收也。肺积曰息贲，必或息或贲，右胁下如杯，喘息气逆，背痛，少气，喜忘，目瞑，皮寒时痛，如虫缘针刺，气不干胃，能食也。肾积曰奔豚，必发于小腹，上至心下，上下无时，如豚走，色黑，饥则见，饱则减，小腹里急，腰痛口干，目昏冷，久则骨痿少气也。又以妇人寒气客于子门，子门闭则必气塞不通，血壅不流而虾以止之，结硬如石，是名曰石瘕，可导而下。又曰妇人有块，多是血块。

大抵治积，或以所恶者攻之，或以所喜者诱之，则易愈。须是认得是何积聚，而用药宜各从其类。然亦要看元气虚实，或攻取峻削，或养正而令其真气实、胃气强，使积自消可也。而丹溪又有曰：凡积病不可用下，徒损真气，病亦不去，当用降火消积之药，使之融化则根自除矣，盖痰亦为积也。癥则腹中坚硬，不能移动者是也；瘕则虽成形，而聚散上下之无常者是也。此亦不可不辨。

大七气汤　歌云：指迷七气见名方，蓬术三棱桔[1]藿香，官桂青皮陈益智，更加香附草生姜。

治积聚，状如癥瘕，随气上下，心腹疞痛，上气窒塞，小腹胀大，小便不利。

三棱　莪术　青皮　陈皮　藿香　桔梗　肉桂　益智仁　甘草　香附子炒

右各等分。水二钟、生姜三片，煎取八分，温服。

三棱汤　歌云：汤目三棱用木香，当归蓬术及槟榔，更加白术生姜服，积聚消除体便康。

1　桔：原误作"杏"。据此下方剂组成无含"杏"字药名，有"桔梗"一味未入歌诀改。

治癥瘕痃癖,积聚不散,坚满痞膈,食不下,腹胀。

三棱　木香　当归　蓬术　槟榔　白术

右各等分。水二钟、生姜三片,煎取八分,温服。

广茂溃坚汤　歌云:广茂溃坚芩草归,升连夏曲泽陈皮,红花益智青柴胡,草豆茱萸性所宜。

治肿胀虚浮,痞膈。

广茂[1]　升麻　黄连　半夏　神曲　泽泻　陈皮　甘草　红花　益智　青皮　柴胡　厚朴　草蔻　茱萸　黄芩　当归[2]

右各等分。水二钟、生姜三片,煎取八分,温服。

保和丸　歌云:治积保和丸,山查神曲煎,茯苓翘半夏,萝子与陈兼。

治食积肠胃,胀闷疼痛。

山查三两　神曲二两　半夏　茯苓各一两　陈皮　连翘　萝卜子各五钱

右为细末,神曲打糊,为丸如梧桐子大。每服三十丸,食远,白汤送下。

痰　饮　门

痰饮论

人之有痰饮者,由其荣卫不清,气血浊败,凝结而成。内则七情汩乱,藏气不行,郁而生涎,涎结为痰;外则六淫侵冒,玄府不平,当汗不泄,蓄而为痰。随气上浮,客于肺经,因嗽而发。使人能顺乎气道,则津液流通,决无痰饮之患。然痰本一证也,古人有曰:风痰、热痰、寒痰、湿痰、气痰、酒痰、食痰者,皆观病之形状而定名也。盖风痰者,形寒饮冷;热痰者,火盛制金;寒痰者,感冒寒凉;湿痰者,停饮不散;气痰者,因事逆意;酒痰、食痰者,饮食过伤所致。此皆素犯痰气,因其所感而作,非别有此数种之痰也。况其内外为病,百般皆痰所致,或头风眩,目晕耳鸣;或口眼蠕动,眉棱耳轮俱痒;或痛;或四肢游风肿硬而似疼非疼;或为齿颊痒痛,牙齿浮而痛痒歪;或噫气吞酸,心下嘈杂;或痛;或哕;或咽嗌不利,咯之不出,咽之不下,其痰似墨,有如破

1　广茂:原脱。据《兰室秘藏•中满腹胀门》"广茂消坚汤"及本方方名补。

2　黄芩　当归:原脱。据《普济方》卷一百六十九"广术溃坚汤"补,与本方歌诀合。然而,歌诀中尚缺"厚朴"一味。

絮、桃胶、蚬肉之状；或心下如停冰铁，心气冷；或梦寐奇怪之状；或足腕酸软，腰肾筋骨卒痛；或四肢筋骨疼痛难名，乃至手麻臂疼，状若风湿；或浑身习习，如卧芒刺者；或眼粘湿痒，口糜舌烂喉痹等证。或绕项结核，状若瘰疬；或胸腹间如有二气交纽，噎塞烦闷，有如烟火上冲头而烘热；或为失忘颠狂；或中风瘫痪；或劳瘵荏再[1]之疾；或风毒脚气；或心下怔忡；或咳嗽呕吐；或呕冷涩绿水黑汁，甚为肺痈、肠毒、便脓、挛跛。其状不同，难以尽述。然固有因所伤而生痰者，则诸病皆生于痰，盖津液既凝为痰，不复周润三焦，遂致变生诸证。

治痰者，固以顺气降痰为先，若此元有积痰，其气因痰而结滞者，又须逐去痰结，则滞气自行而痰饮运下矣。又有因热而生痰者，有因痰而生热者，痰之清白者为寒，黄而浊者为热，而其清浊之分，又在于病之久新也。热者清之，食积者必用攻之。若痰成块，咯吐不出，兼气郁气实而痰热者，至难治也。又有谓痰证虽多，一皆水湿所为。在左胁者同肥气；在右胁者同息贲。入肺则多嗽；入大肠则为泻；入肾则为涌水；在太阳则为支节。皆由气逆而得之。故在上则面浮；在下则胕[2]肿；在中者支满痞膈痰逆。在阳不去者，久则化气；在阴不去者，久则成形。以故，用吐、汗、下之三法，而以温热之剂为非者，盖谓饮无补法，必当去水故也。然亦有挟寒、挟虚之证，不可不论。夫久痰凝结，胶固不通，状若寒凝，不用温药引导，必有拒格之患。况有气血亏乏之人，痰客中焦，闭塞清道，以致四肢百骸，发为诸病，理宜导去痰滞，必当补接兼行，又难拘于上之三法也。又有言人身无倒上之痰，天下无逆流之水，此亦未然。夫水性润下，搏而跃之，则可使过颡；痰性顺下，被火泛上，亦可至巅。此固理势之必然者，而亦拘于逆流之说邪。

四七汤　歌云：四七汤中甘草夏，陈皮香附紫苏苓，更加厚朴生姜枣，痰饮投之即自宁。

治七情气郁，结聚痰涎，壮如破絮，或如梅核在咽喉间，咯不出，咽不下，痞满痰塞上喘。

1　荏再：文义不通。疑"再"乃"苒"之形误。荏 rěn 苒 rǎn，野草柔软茂盛貌。在此用以形容病情缠绵不愈。

2　胕：通"跗"。此处读"fú"，义浮肿。

茯苓　陈皮　香附　紫苏　厚朴　甘草　半夏

右各等分。水二钟、生姜七片、枣一枚,煎取八分,服无时。

人参润肺汤　歌云:人参润肺葛干姜,桔梗山精白芷香,甘草麻黄葱白辅,消痰治喘效非常。

治痰涎壅盛,头目不清,咳嗽气喘,声重恶寒[1]。

人参　甘葛　桔梗　山精　干姜　白芷　香附　甘草　麻黄

右等分。水二钟、姜三片、葱白二个,煎取七分,温服。

济生导痰汤　歌云:济生半夏胆南星,枳实陈皮赤茯苓,甘草青皮兼贝母,二匙竹沥导痰清。

治痰涎壅盛,或胸膈留饮,痞塞不通。

半夏汤泡[2]　胆南星　陈皮去白　枳实麸炒　赤茯苓　甘草炙　贝母　青皮　竹沥二匙

右等分。水二钟、姜五片,煎取八分,食后温服。

简易分涎汤　歌云:简易分涎夏净陈,次将枳实胆南星,罗参桔梗并香附,白术还须赤茯苓。

治风痰留滞,壅塞胸膈,喘满恶心,涎唾不利,头目昏眩。

净陈皮　罗参　半夏姜制　枳实　桔梗　牛胆南星　赤茯苓　白术　香附子

右等分。水二钟、姜五片,煎取七分,食后服。

新法半夏汤　歌云:新法砂仁神曲,净陈草果丁香,白豆甘草生炙,半夏制之以姜。

治脾胃虚弱,痰饮停滞,呕逆酸水,腹胁胀满,头旋恶心,不思饮食。

砂仁　神曲炒　草果仁　净陈皮各一两　白豆仁　丁香各半两　半夏姜制,四两　甘草生、炙,各一两

右为细末。每服二钱,先以生姜自然汁调成膏,炒盐汤调,热服。

辰砂化痰丸　歌云:辰砂化痰先白矾,半夏汤泡并胆南,枳实陈皮赤茯共,服之志定神亦安。

1　谓痰证虽多……声重恶寒:底本原脱此叶。承肖永芝据日本存毛利高标本补拍此叶,据补。

2　泡:原误作"炮"。据本书半夏炮制法多为"汤泡"改。

治风化痰，安神定志，利咽膈，清头目胸膈痞塞。

白矾枯　胆南星　半夏汤泡[1]　枳实　赤茯苓　陈皮去白,各二两　辰砂五钱,别研

右为末，生姜汁糊为丸如桐子大，辰砂为衣。每服五十丸，姜汤下。

清气化痰丸　歌云：胆星清气化痰丸，半夏瓜蒌赤茯先，甘草杏仁陈去白，黄芩枳实又黄连。

治涎化痰，止咳定嗽，清膈上热，能祛诸痰，不可尽述。

半夏姜制　陈皮去白　赤茯苓　瓜蒌实　黄芩　黄连　枳实　胆南星　杏仁各五两　甘草一两

右为细末，姜汁并汤糊为丸如桐子大。每服八十丸，淡姜汤送下。

本事化痰丸　歌云：本事化痰先半夏，前胡桔梗及人参，草同白术并香附，枳实兼之白茯苓。

治停痰宿饮。

半夏　人参　白茯苓　白术　桔梗各二两　枳实　香附子　前胡　甘草各一两

右为细末，姜汁汤糊为丸桐子大。每服六十丸，姜汤食后调下。

人参荆芥散　歌云：人参荆芥木通陈，桔梗麻黄夏细辛，更入杏仁成剂服，咽喉壅塞自无因。

治风痰壅盛，咳嗽，胸膈不利。

人参　荆芥　木通　陈皮　桔梗　麻黄　半夏　细辛　杏仁

右等分。水二钟、姜三片，食远温服。

1　泡：原误作"炮"。据上文歌诀中云"半夏汤泡"改。后同此误者径改。

卷之十三

钱塘　陈谏直之　类集

咳　嗽　门

咳嗽论

咳嗽有风寒、痰饮、火郁、劳嗽、肺胀等证。《经》曰：秋伤于湿，冬必咳嗽。盖素秋之气，宜清而肃，反动之，则气必上冲而为咳嗽，甚则动于湿而为痰也。又云：五脏六腑皆有咳，非独肺也。但咳必先于肺，为五脏华盖，声音所从出。咳嗽自肺传于五脏，脏咳不已，而后六腑受之，以至于三焦。盖咳之有痰者，寒多热少，各随五脏而治之。假令湿在肝经，谓之风痰；湿在心经，谓之热痰；湿在脾经，谓之湿痰；湿在肺经，谓之气痰；湿在肾经，谓之寒痰。若咳而无痰者，此系火郁之证，本肺气伤而不清，咳久则痰郁于中，不已则必成劳。亦有痰中兼血者，或带血丝者，燥热血少者，皆当取其化源，故曰滋阴降火。如上半日嗽者，属胃中有火；午后嗽者，属阴虚；黄昏嗽者，是火气浮于肺；五更嗽多者，此胃中有食积，至此时滞肺气不利。春，是春升之气，或外感；夏，是火炎上最重；秋，是湿热伤肺；冬，是风寒外来也。伤风咳者，憎寒壮热，自汗烦燥；伤寒咳者，憎寒发热，无汗恶寒；伤暑咳者，烦热引饮，唾涎咯血。此属五脏。若夫六府受之者，则咳而发作寒热，引腰背痛，此因房劳伤肾；中满腹胀，痛不欲食，此因饥饱伤脾；或咳而左胁偏疼，少腹并痛，此因疲极伤肝；或吐白涎，口燥声嘶[1]，此因呼叫伤肺；或咳而烦热自汗，咽喉咯血，此因劳神伤心。严氏云：咳嗽始关于肺，终则聚于肾，使人多涕唾而面浮肿，气逆也。

治法当审三因。若外因邪气，止当发散，又须原其虚实冷热；若内因七情，则随其部经所在，与气口脉相应，浮紧为虚寒，沉数为实热，弦涩为少血，洪滑为多痰，当以顺气为先，下痰次之。有停饮而咳，又须消化之功，不可用涩酸之剂。其寒邪未除，亦不可即用补药。尤忌忧思过度，房室劳伤，遂成瘵疾，宜养脾生肺可也。又有嗽而肺胀壅遏，不得眠者，难治。若咳久肺瘪，声哑声嘶，咯血唾涎，又为肺痿，专主养肺气，养血清金。又有口中辟辟燥咳，即胸中隐痛，此为肺痈也。更宜识治。

华盖散　歌云：华盖陈皮草，桑麻苏子仁，赤苓并杏子，痰嗽效如神。

1　嘶：通"嘶"。

治感寒而嗽，胸满声急，痰喘。

陈皮　甘草　杏仁　麻黄　苏子仁　桑白皮　赤茯苓

右等分。水二钟，煎取八分，食远温服。

苏陈九宝饮　歌云：九宝陈皮与腹皮，紫苏官桂薄乌梅，麻黄草果并桑白，治嗽消痰功最奇。

治咳嗽不能歇，及胁胀气急。

陈皮　大腹皮　紫苏　官桂　薄荷　乌梅　麻黄　草果　桑白皮

右等分。水二钟，煎取八分，食后温服。

款冬散　歌云：款冬花散用麻黄，半夏阿胶草二桑，知母杏仁并贝母，消痰止嗽效非常。

止嗽祛痰，散风热。

款冬花　麻黄　半夏　阿胶　甘草　二桑叶　知母　杏仁　贝母

右等分。水二钟、姜三片，煎取八分，食远服。

人参清肺汤　歌云：人参清肺阿胶草，桑白乌梅地骨皮，知母杏仁罂粟壳，肺虚喘嗽最相宜。

治肺胃虚寒，咳嗽喘急，胸膈噎闷，腹胁胀满；及疗肺痿劳嗽，唾血腥臭，干呕烦热，声音不出，消瘦减食。

地骨皮　人参　阿胶麸炒　知母　杏仁去皮，共炒　桑白皮　乌梅去核　甘草炙　罂粟壳去蒂，蜜炙，各等分

右水二钟、枣一枚，煎取八分，食后服。

平肺汤　歌云：平肺汤中桔草梅，罂房紫菀夏陈皮，紫苏桑杏荷知母，五味同煎喘服宜。

治胸膈噎闷，气喘，咳不出声。

桔梗　甘草　乌梅　罂房　紫菀　半夏　陈皮　紫苏　桑白皮　杏仁　薄荷　知母

右等分。水二钟、姜三片，煎取八分，食远服。

泻白汤　歌云：泻白瓜蒌草，升麻桔杏仁，夏桑并地骨，治嗽即除根。

治咳有痰，气喘不已。

瓜蒌　甘草　升麻　桔梗　杏仁　半夏　桑白皮　地骨皮

右等分。水二钟、姜三片，煎取八分，食远服。

分气紫苏饮　歌云：分气紫苏能治喘，桔桑草果腹皮苓，更加五味陈甘草，煎服须臾气自平。

治喘急，胸膈胀满，肺气不清。

紫苏　桔梗　桑白皮　草果　大腹皮　茯苓　五味子　陈皮　甘草

右等分。水二钟，煎取八分，食远温服。

紫苏子汤　歌云：苏子汤中加枳实，木[1]香草果朴人参，山精大腹并甘草，姜枣加煎喘可禁。

治喘咳，劳伤肺气，烦热虚瘦。

苏子　枳实　木香　草果　厚朴　人参　山精　大腹皮　甘草

右等分。水二钟、姜三片、枣一枚，煎取八分，食远服。

杏苏散　歌云：杏苏散入草麻黄，紫菀乌梅大腹桑，桔梗陈皮同五味，面浮咳嗽实时康。

治咳嗽，面皮虚浮，气逆。

杏仁　紫苏　甘草　麻黄　紫菀　乌梅　大腹皮　桑白皮　桔梗　陈皮　五味子

右等分。水二钟，煎取八分，食远服。

反　胃　门

反胃论

胃为水谷之海，脾为消化之器，脾胃清和则健而运行，不能受其病也。或七情伤乎脾胃而传化失常，痰热炽于肠脘而血液干枯，遂致饮食不下，纵下而复反也，病名曰反胃。以其为病在咽、在膈，故前人又立"膈""噎"二者之名。《内经》曰：三阳结谓之膈。三阳，大、小肠，膀胱也。小肠热结则血脉燥，大肠热结则后不圊，膀胱热结则津液涸，二阳俱结则前后闭涩。下既不通，必反上行，所以噎食不下而复出也。故《经》曰：少阳所至为呕涌，溢食不行。此理明矣。

又病机治吐有三，气、积、寒也。上焦吐者，皆从于气。其证食已暴吐，渴

1　木：原误作"呆"。本草书查无"呆香"一名。据《世医得效方》卷五《喘急》"紫苏子汤"改。处方中的"木"字同改，不另注。

于饮水，大便燥结，气上冲胸发痛，治当降气和中。中焦吐者，皆从于积，食与气相假为积而痛。其证或先吐后痛，或先痛后吐，治当去积，兼行其气。下焦吐者，皆从于寒。其证朝食[1]，暮食朝吐，小便清，大便秘而不通，治当通其闭塞，温其寒气，不令大便秘结而自愈。此所谓寒热当以吐暴久而分，不得专以上焦为热、下焦为寒也。人之溢食，初未必遽然也。多见世人不察病因，以痰饮呕吐诸气，遂用辛热之药，偏助气血沸腾。其始也，胃液凝聚；其久也，胃气耗败，传化渐迟。又以乌附丹剂服之，积久血液俱耗，胃脘干槁。其槁在上，近咽之下，水饮可行，食物难入，间或可入，入亦不多，名之曰噎。其槁在下，与胃为近，食虽可入，难尽寒邪行滞兼其于饮食痰积，岂能祛逐？七情之火益炽，脾胃之阴愈耗，药助病邪而日以深痼也。夫人之治此病者，咽嗌闭塞，胸膈痞闷，似属气滞，然有服耗气药过多，中气不运而致者，当补气而自运[2]；大便燥结如羊矢，似属血热，然有服通利药过多，致血液耗竭而愈结者，当补血润血而自行。有因火逆冲上，食不得入，其脉洪大有力而数者，或瘀饮阻滞而脉结涩者，当清痰泄热，其火自降。有因脾胃阳火亦衰，其脉沉细而微者，当以辛香之药温其气，仍以益阴养胃为之主，非如《局方》之惟务燥烈也。有因血虚者，其脉数而无力，当以四物为主；有因气虚者，其脉缓而无力，当以四君子为主。气血俱虚者，则口中多沫，沫至大出者，必毙。及不守戒忌，厚味房劳之人，与夫年高无血者，皆在不治。又有言乡茕贫困，情志不快，及妇人寡居自守，气不能升，郁而生痰，以致胃脘窄狭，饮食难进，呕吐吞酸，痰涎涌溢，胃与大肠血枯燥结。大肠不通，名曰关，治以小毒，厚朴丸、润肠汤主之。久而形体枯槁，大便如羊矢者，亦皆不治也。

五膈宽中汤　歌云：五膈宽中用木香，青陈附子朴为良，白豆丁香并砂草，胸中气膈实时强。

治七情、四气伤于脾胃，以致胸膈痞满，停痰气逆，遂成五膈之病。

木香　青皮　陈皮　附子　厚朴　白豆蔻　丁香　缩砂[3]　甘草

右等分。水二钟，煎取八分，温服。

1　朝食：据文义，此下当脱"暮吐"二字。
2　自：原作"白"。当为"自"之形误，据文义改。
3　缩砂：原作"宿砂"。乃"缩砂"的民间省笔误名，因改。

膈气散　歌云：膈气散中青桂草，三棱姜朴木香榔，蓬莪益智陈皮壳，肉豆生姜枣共方。

治胸膈痞满，停痰气逆，胁胀恶心。

青皮　官桂　甘草　三棱　干姜　厚朴　木香　槟榔　蓬术　莪术　益智　陈皮　枳壳　肉豆蔻

右等分。水二钟、生姜三片、枣一枚，煎取八分，温服。

和中汤　歌云：和中汤内夏陈皮，厚朴槟榔枳实宜，甘草木香加白术，胸中通膈不逾时。

治胸膈结聚，不能通畅，以致恶心。

半夏　陈皮　厚朴　槟榔　枳实　甘草　木香　白术

右等分。水二钟、姜三片，煎取八分，温服。

五膈散　歌云：五膈干姜夏草丁，木香白术曲南星，更加伏子青皮壳，草豆生姜麦月牙。

治五膈，胸痞闷，诸结聚，肋胁胀满，痰逆恶心。

半夏　干姜　甘草　丁香　木香　白术　神曲　南星　大伏子　青皮　枳壳　草豆蔻　麦牙

右等分。水二钟、姜三片，煎取八分，温服无时。

吐 酸 门

吐酸论

夫酸者，木肝之味也，由火胜制金，不能平木，则肝木自甚，故为酸也。如饮食热则易于酸矣，是以肝热则口酸也。又有以为酸味者收气也，西方肺金旺也，寒乃金之子，子能令母实，故用大咸热之剂泻其子，以辛热为之佐，而泻肺之实则自安矣。是吐酸一证，以为有寒热不同者，盖吐酸是吐出酸水如醋，平时津液随上升之气郁积而久，湿中生热，故从火化，遂作酸味，非热而何？其有郁积之久，不能自涌而出，伏于肺胃之间，咯不得上，咽不得下，肌表得风寒则内热愈郁，而酸味刺心，肌表温暖，腠理开发，或得香热汤丸，津液得行，亦可暂解，非寒而何？盖热言其本也，寒言其末也。以病机言之，则属于热；以脏腑论之，则脾胃受病；以内邪言之，则痰饮宿食之所为。若湿热在胃口上，饮食入胃，被湿热郁遏，其食不得传化，亦作酸也。故治法热者寒之，脾恶湿，以苦燥之。有痰饮者，清之，散之，分利之；有宿食者，消之，导之，驱逐之。因病投药，自无误矣。

藿香安胃散　歌云：藿香安胃散，甘草与丁香，更用参陈剂，煎时又入姜。

治吞酸吐酸，或宿食不化。

藿香　甘草　丁香　人参　陈皮

右等分。水二钟、姜三片，煎取八分，热服。

加味治中汤　歌云：治中加味青陈草，白术干姜藿夏苓，红枣一枚煎热服，体虚胃冷即安宁。

治脾胃受寒，停滞饮食，故作吐酸。

藿香　青皮　陈皮　甘草　白术　干姜　半夏　茯苓

右等分。水二钟、姜三片，煎取八分，热服。

加减二陈汤　歌云：加减二陈汤，半夏与丁香，茯苓陈国老，热服用生姜。

治痰饮为患，呕吐，头眩心悸；或因食生冷，脾胃不和，以致吐酸。

丁香二钱　半夏　陈皮各五钱　茯苓三钱　甘草一钱半

右㕮咀。为一贴，水二钟、生姜五片，煎八分，食后热服。

三因曲末丸[1]　歌云：三因曲末出名方，神曲陈皮再用苍，更加曲糊为丸子，服之吐水实时良。

治中脘宿食留饮，酸蜇[2]心痛，口吐清水。

神曲炒，三钱　苍术米泔水浸三宿，干，炒，一钱五分　陈皮一钱

右为末，生姜汁别煮神曲糊，为丸如桐子大。每服七十丸，姜汤食后送下。

1　三因曲末丸：原方见《三因极一病证方论》卷十一，方名"曲术丸"，"治中脘有宿食留饮，酸蜇心痛，口吐清水，嗳宿腐气者。"

2　蜇：原误作"哲"。据《三因极一病证方论》卷十一"曲术丸"改。

卷之十四

钱塘　陈谏直之　类集

怔 忡 门

怔忡论

怔忡者，即悸也，心血不足所致。盖心主血，血富，富则心君安。多由汲汲富贵、戚戚贱贫、思虑过甚、情志不遂，其血虚耗，气郁痰聚，渐为恐怖、为惊惧、为狂妄。经云：损其心者，益其荣。法当宁心补血，降火化痰，则心君有辅矣。或冒六淫，闭塞诸经，令人怔忡，此乃外邪，非因心病。况五饮停蓄，埋塞中脘，亦令怔忡。又有伤寒怔忡者，其由有气虚者，阳气内弱，心下空虚，正气内动也。有停饮者，水停心下，心为火而恶水，水既内停，心不自安。正气内虚，邪气交击而悸者，与气虚而悸者，又加甚矣。或镇固，或化散，尤当益其荣血耳。

益荣汤　歌云：益荣汤入草参归，柏子酸仁紫石芪，白芍麦门并小草，木香姜枣茯神宜。

治思虑过度，耗伤心血，心帝无辅，怔忡恍惚，夜多不寐。

甘草　人参　当归　柏子仁　酸枣仁　紫石英　黄芪　白芍药　麦门冬　小草　木香　姜　枣　茯苓

右等分。水二钟、姜三片，煎取八分，温服。

归脾汤　歌云：归脾汤用草苓芪，白术人参酸枣宜，更入木香龙眼肉，枣姜煎取怔忡医。

治思虑过甚，致劳心脾，怔忡健忘。

甘草　茯苓　黄芪　白术　人参　酸枣仁　木香　龙眼肉　枣　姜

右水二钟，煎至八分，去滓温服。

平补镇心丸　歌云：酸枣车前五味苓，茯神天麦桂人参，地黄远志草山药，龙齿朱砂服真心。

治心血不足，时或怔忡，夜多异梦，如堕层崖。常服安心肾，益荣卫。

酸枣仁　车前子　五味子　茯苓　茯神　天麻　麦门冬　桂枝　人参　地黄　远志　甘草　山药　龙齿　朱砂

各等分，炼蜜丸如桐子大。食远，酒或米饮下五十丸[1]。

1　各等分……五十九：此二十字为制服法，原在处方药物之前，按例后移。

简易育神散　歌云：简易参归紫菀茸，茯神术远桂防风，草姜白茯并龙骨，赤石脂兮芍用红。

治理心气不宁，怔忡健忘，夜梦惊恐，如堕险地，小便白浊。

人参　白术　白茯苓　甘草　当归酒浸　干姜炮　白茯神　防风　远志去心　龙骨别研　紫菀茸别研　桂心　赤石脂别研　红芍药

右各等分。水二钟、姜三片、枣一枚，煎至八分，食后服。

定心汤　歌云：定心官桂夏参苓，甘草当归有茯神，远志黄芪并桔梗，再将龙齿别研成。

理心气不足，怔忡，常怀忧虑，荣血衰少，精神恍惚，梦中失精。

官桂二两半　半夏二两　人参　白茯苓　甘草炙　当归　龙齿别研　桔梗炒　远志去心　黄芪蜜炙　茯神各一两半

每一两作一贴，水二钟、姜三片、枣一枚、粳米百粒，煎服无时。

黄　疸　门

黄疸论

经曰：湿热相交，民当病疸。疸者，黄也，脾胃经积热所致，其候身、面、眼悉黄如金色，小便如煮蘗[1]汁。有黄汗者，阳明蓄热，喜自汗，汗出因入水中，热必郁，故汗黄也；有谷疸，食则腹满，眩晕，心中怫郁，由饥饱所致，胃气蒸冲而黄者；有酒疸，身目俱黄，心中懊侬，足胫满，尿黄面黄而赤班，酒过胃热，醉卧当风，水湿得之者，甚至面目青黑，或大便亦黑也；有女劳疸，因房事后为水湿所搏，故额黑身黄，小腹满急，小便不利者。病形不同，当究所因，分利为先，解毒次之。其诸疸口淡怔忡、耳鸣脚软、微寒微暖、小便白浊者，皆为虚证，不可过用凉剂强通小便，恐肾水枯竭，久而面黑黄色。及有渴者不治，不渴者可治。又有伤寒发黄者，盖为内热已甚，复被火者，亦发黄也。阳明病被火，额上汗出而小便不利者，必发黄，此由内有热，被火而致；阳明病无汗、小便不利、心中懊侬者，必发黄，此由阳明热盛所致；伤寒发汗已，身目为黄，此寒湿在里不解，不可下，当于寒湿中求之。湿家也黄，

1　蘗：原误作"蘗"。据《证类本草·蘗木》又名"黄蘗"改。后同此改者，不另注。

身似熏黄，虽黄而色暗不明；热盛而致黄，身黄如橘子色，甚者染着衣，正黄如黄檗色。此湿与热可辨在此。经云：治湿不利小便，非其法也。大抵黄家为属太阴脾土，脾经受湿与热，则色见于外。若内热盛而已自汗出、小便利，则不发黄矣必也；头汗出，身无汗，小便不利，渴引水浆，此瘀热在里，身必发黄。若寸口近掌无脉，鼻气出冷，形体如烟熏，直视摇头，为心绝；环口黧黑，柔汗发黄，为脾绝，不治。寒湿在里，热蓄于脾，瘀热与宿谷相薄，郁蒸不消。故发黄与瘀血外证及脉相似，但小便不利为黄，若小便自利为瘀血。然发黄者，心脾蕴积，发热引饮，脉必浮滑而紧数；若瘀血证，即如狂，大便必黑为异。

当归白术汤　歌云：当归白术入茵陈，枳实前胡与杏仁，更用茯苓芩夏草，服除黄疸效如神。

治酒疸发黄，结饮癖在心胸间，坚满，骨肉沉重，逆害饮食，小便赤黄。此因内虚，饮食生冷，脾胃痰结所致，其脉弦细。

当归　白术　茵陈　枳实　前胡　杏仁　茯苓　黄芩　半夏　甘草各等分

右水二钟、生姜三片，煎至八分，去滓温服。

加减五苓散　歌云：五苓加减用茵陈，酒疸施之效若神，兼治小便多不利，渴中伏暑腹难伸。

治伤寒湿伏暑，小便不利，烦渴发黄。

茵陈　猪苓　泽泻　白术　苍术　山栀

右各等分。水二钟，煎至八分，去滓温服。

茵陈散　歌云：茵陈散用石膏通，大枣山栀萎草[1]同，更入五姜葱白服，能令黄疸即潜踪。

治阳明瘀热在内，必发黄便实。

茵陈　石膏　大枣　山栀　萎草

右各等分。水二钟、葱白五支，煎至八分，去滓温服。

茯苓渗湿汤　歌云：茯苓渗湿入苍陈，猪泽连栀芩枳宜，白术茵陈青防己，疸黄能服自将息。

1　萎草：此草来源不明，待考。

治黄疸,寒热呕吐而渴欲饮冷,身体面目黄,小便不利,不得卧,不思饮食。

茯苓 苍术 陈皮 猪苓 泽泻 黄连 栀子 黄芩 枳实 白术 茵陈 青皮 防己

右各等分,水二钟,煎至八分,去滓温服。

茵陈茯苓汤 歌云:茵陈茯苓入桂枝,滑石猪苓归所宜,黄疸病人能服此,熏蒸消散效为奇。

治发黄脉沉细数,四肢冷,小便涩,烦燥而渴。

茵陈 茯苓 桂枝 滑石 猪苓 当归

右各等分。水二钟,煎至八分,去滓温服。

三因白术汤 歌云:汤先白术号三因,枳实之中有杏仁,甘草桂心并豆豉,茯苓干葛用相停。

治酒疸因下后变成黑疸,目青面黑,心中如啖韭齑状,大便黑,皮肤不仁,其脉微而数。

白术 枳实 豆豉 干葛 杏仁 甘草 桂心 白茯苓

右㕮咀。每四钱,水一盏,煎至七分,食前服。

卷之十五

钱塘　陈谏直之　类集

全　婴　门

相儿寿夭歌

身软阳痿头四破，脐小脐高肉不就。

发稀色脆短声啼，遍体青筋俱不寿。

尻肿胮骨若不成，能踞能行能立死。

脐深色老性尊持，方是人家长命子。

哺儿乳法

小儿百晬内或吐乳奶，或粪青色，用少年妇人乳汁一盏，入丁香十粒、陈皮一钱，于瓷器内同煎一二十沸，却去丁香、陈皮，稍热，与儿服之。

小儿初生搜口法

儿初产下时，其口中原有恶物，初啼一声即咽入喉腹，令儿多病，且后又生疮疹。当预备甘草、黄连各半钱，沸汤预浸下，候儿产下，即入朱砂少许。令生婆用左手托儿肩背，右手提双足，令儿倒啼一声，吐出口中恶物，即以绵包手指，蘸草连药水，搜儿口中令净，他日无有诸病。

小儿断脐洗浴法

初生断脐，用火灸热剪刀，乘热剪之，免冷雨寒气入腹，更就脐带上着艾如麦粒大，灸之以助暖气归腹也。浴则以虎骨捶碎一两、连根葱白三茎煎汤沸，以猪胆一个取汁入汤内，带温洗。一云：宜用桃、梅、李根皮煎洗尤佳。皆所以拔除不祥之气也。

小儿脐风　撮口噤风

小儿生后有染所谓脐风、撮口噤风等证者，盖脐风乃断脐后为水湿风冷所乘，入于脐而流于心脾，遂脐突、多啼、阻乳。若脐边青黑、撮口、爪甲黑、发搐，不治。亦有热在胸堂，伸引弩气，此胎中母多惊悸，或食热毒所致。又或脐带初下，连日洗浴，以致汤气入腹而生，皆不可不慎也。撮口者，七日之内面赤喘急、啼声不出，由胎气挟热，兼风邪入脐，流毒心脾经。若舌强唇青，撮口聚面，阻乳，口出白沫，四肢[1]冷，不可治。或肚胀吊疝引痛，皆胀胃，郁结不通，法宜疏利。撮口最为恶症，七日后，方始可免。又噤风者，眼闭口噤，啼声渐小，舌上聚肉如粟米状，阻乳，口吐白沫，大小便皆通，由胎中受热，流毒于心脾，或初生复感风邪所致，自满月至百二十日见此，名曰犯风噤。手足拳、口不开者，不治也。又有所谓鹅口者，若自内生出可治，自外生入不治。有慕口者，唇舌俱白；重舌者，舌肿满口；木舌者，舌肿硬。亦皆心脾积热所致也，更当推类求治可也。

张氏方治脐风散　歌云：张氏医脐风，蝎蛸瞿麦同，姜蚕真者妙，赤脚金头蜈。

赤脚金头蜈蚣一条　　蝎蛸[2]四尾　　真姜蚕七个　　瞿麦五分

右为末。先用鹅毛管吹药鼻内，令嚏喷啼叫，为可医；后用薄荷调服。若服药不效者，取然谷穴，在内踝前踝骨下陷，可灸三壮，立效。

定命散　歌云：定命散何言，麝香非所先，蜈蚣必金赤，生用川乌尖。

金赤蜈蚣半条，酒浸，炙干　　生川乌尖三个　　麝香少许，别研

右为末，和合。先吹入鼻内，嚏、啼，可治。次用薄荷汤调下。

小儿口舌生疮方

用吴茱萸作末，醋调傅脚心，拔下热气则愈。

又方：用地龙研傅，亦佳。

又方：用南星末，醋调贴脚心，立效。

又方：以朱砂、白矾等为末，先拭舌上，井水嗽之，却傅药即愈也。

小儿诸风论

小儿急慢惊风，古谓阴阳痫也。急者属阳，阳盛而阴亏；慢者属阴，阴盛而阳亏。阳动而燥疾，阴静而迟缓，皆因脏腑虚而得之虚。发热则生风，是以风生于肝，痰生于脾，惊出于心。热出于肝而心亦热。以惊风痰热合为四证，搐搦、掣、颤及引窜视；为八候：凡眨眼、摇头、张口、出舌、唇红、脸赤、面眼唇青及泻皆青。发际印堂青筋、三关虎口纹[3]红紫或青者，皆惊风候也。大抵肝风、

1　肢：原误作"治"。据文义改。

2　蝎蛸：即"蝎梢"（蝎尾）之异写，见《幼幼新书》卷九。

3　纹：原作"绞"。看小儿指纹是中医儿科重要的诊断方法之一，故"绞"乃"纹"之形误，据文义改。后同此误者径改。

心火二者交争，必挟心热而后发，始于搐，故[1]热必论虚实，证先分逆顺，治则有后先。盖实热为急惊，虚热为慢惊。慢惊当无热，其发热者，虚也。急惊属阳，用药以寒；慢惊属阴，用药以温。然又必明浅深、轻重、进退、疾徐之机。故曰：热论虚实者，此也。男搐左视左，女搐右视右；男眼上窜，女眼下窜；男握拇指出外，女握拇指入里；男引手挽，左直右曲，女引手挽，右直左曲。凡此皆顺，反之则逆。亦有先搐左而后双搐者，但搐顺则无声，搐逆则有声。其指绞挛，弓入里者顺，反外者逆，出入相半者难瘥。故曰：证分逆顺者，此也。阳病阴脉，阴病阳脉亦为反。凡热盛生痰，痰盛生惊，惊盛生风，风生发搐。治搐先于截风，治风先于利惊，治惊先于豁痰，治痰先于解热。其若四证俱有，又当兼施并理，一或有遗，必生他证。故曰：治有先后者，此也。纲领如此，若分三者言之，暴烈者为急惊，沉重者为慢惊，至重者肝风木之克脾土，则为慢脾惊风矣。

试效天麻散　歌云：试效天麻半夏，茯苓甘草相匀，再加柴胡白术，黄连牛胆南星。

治小儿急慢惊风，效验如神。

天麻　半夏　甘草　茯苓　白术　加柴胡　牛胆南星　黄连

右水二钟、姜三片，煎取八分，去滓服。小儿量与之。

珍珠丸　歌云：白附子内用南星，巴豆将来滑石侵，轻粉糊丸如豆大，服之其效世为珍。

治小儿急慢惊风，发搐涎潮，壮热，痰嗽壅塞。

白附子　滑石　巴豆十五个，去油　轻粉　南星各一钱

右为末，糊丸如小豆大。三岁一二丸，葱白汤下无时。

人参羌活散　歌云：人参羌活柴前胡，更有川芎壳茯夫，北梗天麻地骨草，许多加法用参同。

治初作急惊，散风邪，除风热。

羌活　独活　柴胡　川芎　人参　甘草炙　白茯苓各一两　前胡　桔梗　地骨皮　天麻酒浸，焙各五钱　制枳壳[2]

右㕮咀。每服一钱，水半盏、姜一片、薄荷一叶、枣半个，煎服。

木通散　歌云：名为木通散，山栀又大黄，甘草与羌活，茯苓赤者良。

1　故：原误作"放"。据《幼科证治准绳》卷二《肝脏部·急慢惊风总论》改。

2　制枳壳：本方此药未出剂量。据《普济方》卷三百六十八《婴孩子伤寒门》"人参羌活散"：枳壳（一两，去瓤，炒）。供参考。

能泻肝风、降心火，最利惊热。

山栀二钱　大黄纸裹煨　羌活　木通　赤茯苓　甘草炙,各一钱

右为末。每服一钱,柴、苏煎汤调下。

定搐散　歌云：天麻白附与南星,雄乳朱砂代赭并,赤脚蜈蚣将脑麝,白花蛇首蝎梢群。

治急惊四证八候并作。

天麻　白附炮　南星炮,五钱　蝎梢炒,一分　朱砂一钱　代赭石一两,醋淬,煅七次　雄黄　乳香各一钱　白花蛇头一分,酒炙　赤脚蜈蚣一条,酒炙　脑　麝各一字

右为细末。每服五分,金银薄荷汤下。炼蜜丸调亦佳。

宣风散　歌云：医诀取宣风,槟榔共橘红,黑牵牛可用,甘草必相同。

疏导风热,惊、风、痰、热四证俱备者,极效。

槟榔二个　甘草　橘红各五钱　黑牵牛取末,二两,半生半炒

右为末。每服五分,蜜汤调下。

郑氏清脾饮　歌云：郑氏清脾羌活芎,人参白术夏相同,姜蚕白附并全蝎,甘草南星可奏功。

治方传慢惊,尚有阳症,或吐泻,多困不醒[1],欲生风候。

人参　白附　南星　半夏制　全蝎　姜蚕　白术　川芎　羌活　甘草

右各等分,为饮子。三岁一钱,水半盏、姜三片、冬瓜仁三七粒。煎服。

星香全蝎散　歌云：陈皮之内有人参,甘草其中作主盟,全蝎取来均用处,木香辨下拜南星。

治慢惊风,昏迷痰搐。

南星湿纸煨,二钱　木香　人参　陈皮各一钱　全蝎炙,二个　甘草炙,五分

右细剉。每服一钱,入紫苏、姜、枣浓煎,旋以匙送下。有热,加防风。

助胃膏　歌云：助胃膏中首术参,丁檀茴木四香匀,再加白蔻并莲肉,甘草将来剂便成。

治慢风吐泻,不进乳食。

人参　白术　莲肉各二钱　丁香　檀香　舶上茴香炒　白豆蔻仁　木香　甘草炙,各一钱

右为末,粟米丸如梧子大。每一丸陈米饮汤调下。脾困不醒,同冬瓜煎汤。

汤氏八仙散　歌云：天麻白附花蛇肉,全蝎南星半夏曲,防风再用冬瓜仁,汤氏八仙可医国。

1　醒：原误作"惺"。据《普济方》卷三百七十一《婴孩子惊风门》引"清脾饮"改。

治慢惊虚风。

天麻 白附炮 花蛇肉酒炙 防风 南星炮 半夏曲 冬瓜仁 全蝎

右各等分。每服一钱，姜、枣、薄荷煎，或加炒姜蚕。慢惊加川乌。

黑附汤 歌云：黑附南木香，白附甘草尝，四味合成剂，服之何其良。

治慢脾风，四肢厥冷，生胃回阳。

附子炮，三钱 南木香一钱半 白附子一钱 甘草炙，五分

右为作一贴，姜五片，煎取半匙送下。演山有南星、半夏、白术。

幼方术附汤 歌云：幼方用大附，白术木香助，甘草在其中，肉蔻可相互。

治慢脾风，身弓发直，吐乳贪睡，汗流不已。

大附子炮 白术二两，煨 木香五钱 甘草炙 肉豆蔻一枚，面裹煨

右㕮咀。每服五钱，水半盏，姜三片、枣一个，煎服。如慢惊、慢脾等证，服药不效者，但看两脚面中间陷处有太冲脉，即灸百会穴，直取前后发际折中，横取两耳尖折中，在头之中心是也，艾炷约小麦许，但四五壮而止。灸后仍与醒脾药。

抱龙丸 歌云：抱龙丸内有雄黄，天竺辰砂共麝香，牛胆南星同一处，小儿惊搐实时强。

治风痰壅盛，惊搐昏睡。

雄黄一钱 辰砂 天竺黄各四钱 麝香一钱 牛胆星八钱

右为末，煮甘草糊为丸如皂夹子大。三岁一丸，量大小与服，薄荷汤化下。

万金神效丹 歌云：万金只二品，次用真轻粉，开首取朱砂，神效丹无等。

治小儿急慢惊风，百无不应。

朱砂三钱，另研极细 真轻粉三钱，另研

右七月初五日取青蒿上虫，不以多少，于瓷器内研；次入朱砂、轻粉，三味丸如米粒大。周岁小儿，乳汁送下一丸；过周岁者，灯心枣汤吞下二丸，化下亦可。

发痫方论

痫为小儿恶病，古云：惊风三发便为痫，以其病关五脏，故有五痫之名。其发也，如惊风状，但发而四体柔软时醒者，为痫；若一身强硬，终日不醒，则为痉痓。治法先审惊、风、食三种，阴、阳二证别之。风痫者，风邪乘虚，有热生痰，先与化痰散热、安神定搐，然后治风；惊痫者，骇怖积惊，啼叫恍惚，先凉三焦，去热化痰，然后治惊；食痫者，食时得惊停结，大便酸臭，先寒后热，先与推下，然后治痫。阳痫则身热，抽掣啼叫，面光，脉浮，病在腑，易治；阴痫身无

热，手足冷，不掣不啼，面黯，脉沉，病在脏，难愈。或仰卧属阳，覆卧属阴，可验大概。血滞心窍，邪气入心，积惊成痫，清心调血，顺气豁痰，又其要也。寻常小儿有痰有热，阻乳，不睡，时常惊悸，皆痫之渐，即以紫霜丸导之，量轻重以减其盛气，可免惊风、痫瘛之患。痫证方萌，耳后高骨间有青纹，纷纷如线，见之急为爪破，出血啼叫，尤得气通。仍晒儿衣，恐有纯雌落羽所污，即作痫也。诸痫暗不能言，此风伤其气，痰滞于心，以南星为末，雄猪胆汁少许，啖之辄效。

急惊风证治

急惊风之候，真搐，牙关紧急，壮热潮涎，窜视反张，搐搦颤动，噤[1]口，眉眼眨引频并，口中气冷，脸赤唇红，大小便黄赤，其脉浮数[2]洪紧。此内挟实热，外感风邪，心家受热积惊，肝家生风发搐，肝风、心火二脏交争，血乱气并，痰涎壅盛，百脉凝滞，关窍不通，风气蓄盛，无所发泄，故暴烈也。又有搐搦反张斜视，而牙关不紧，口无痰涎而气热，未可直指以为惊风，是伤风、伤寒、夹食、夹惊、疹痘等证，此即钱氏假搐之说，又各依本证施治矣。又急惊搐搦，不可把握，但扶持之，恐风痫逆入经络，遂使手足拘挛成废疾也。治要大有次第，有轻重，通关以后且与截风定搐，风搐既定，却下痰热为当。若患在痰热，未有惊风，只可退热化痰，不可妄投惊风之药。盖药中多用寒凉，恐引入痰热入经络。凡病在热，不可妄治痰，止当解表；病在惊，不可妄治风，盖惊由痰热得，只可退热化痰；病在风，不可便治搐，盖风由惊作，只可利惊化痰，其风自散故也。有搐，须用截风散惊，若治惊而痰不化，热亦不退，惊安得自止？化其痰，热若不退，风亦不散，痰安得去？是知"不治之治，所以治之"之谓也。急惊初传，风搐得定，而痰热一泄，又须急与和胃定心之剂。若搐定而痰热无多，则但用轻药消痰除热可也。且急惊证源在于去肝风、降心火，《幼幼书》以为治要之说也。

慢惊风证治

慢惊风之候，或吐或泻，涎鸣微喘，眼开神缓，睡则露睛，惊跳搐搦，乍发乍静，或身热身冷，或四肢热，或口鼻冷气，面色淡白淡青，眉唇间或青黯，其脉沉

1　噤：原缺损阙字。据《小儿药证直诀》及《普济方》等急惊风症状义补。
2　数：原缺损阙字。据《小儿药证直诀》及《普济方》等补。

迟散缓。盖由急惊过用寒凉，或转大骡传变成之。又有吐利不止而成者；有气虚暴吐泻而成者；有夏月脾胃伏热，大吐泻，当解暑热，不可专曰固阳；有脏虚洞泄成者；有久利气脱而成者；有下积取泻成者；有吐血泻血而成者；有伤寒传变阴证成者；有得之久嗽作痫者；有得之发痫不已者；有得之虫积冲心者；有得之卵肿疝气腹痛。其或汗出太过，脾困烦渴，四肢浮肿，大小便闭，走马急疳，并传慢候。惟吐泻积痢成虚致之，则证变甚速。凡终经吐泻，便是慢惊，须用温中扶里。或搐来紧急，乃慢惊初传，尚有阳证，不可误作急惊用药。世言搐慢为慢惊，非也，若泥此，往往指慢脾为慢惊矣。凡慢惊，男子以泻得之为重，女子以吐得之为重。又吐有五证，泻有五证，各明所因主治。古云：病家怕惊不怕泻，医家怕泻不怕惊。如因泄泻不止，且先治泻，若更治风则惊风愈甚。如因他证，例当循原施治也。其慢惊候，若从急惊传来，只可截风调胃，均平阴阳，不可全用阳药，使阳归阳，复作急惊之候，用药施治，无过、不及可也。慢惊阴重阳虚，诸经已虚，不宜通关，又凉其脏，易作慢脾风。慢惊危急，如眼睛昏定，定而不眨，虽眨不左右顾，或窜视，四肢厥冷，汗出如流，口面黧黯，指甲黑，四体垂軃。至重慢惊证，眼半开半合，以[1]睡不睡是也。其脉或浮或沉，或热或凉，或吐或泻，或不吐泻，或食乳，或阻乳，名半阴半阳合病，即如伤寒半表半里也。

慢脾风证治

慢脾风之候，面青颊汗，舌短头低，眼合不开，睡中摇头吐舌，顿呕腥臭，噤口咬牙，手足微搐而不收；或身冷身温而四肢冷，其脉沉微，阴气极盛，胃气盛虚，盖由慢惊之后，吐泻损脾，病传已极，总归虚处，惟脾所受，故曰脾风。若逐风则无风可逐，若治惊则无惊可治，但脾间痰涎，虚热往来。其眼合者，脾困气乏，神志沉迷，痰涎凝滞而已。然慢脾之名，又曰虚风。小儿或吐或泻之后，面色虚黄，因虚发热，才见摇头斜视等证，即为脾风之候，不必皆因急慢风传次而至也。然但言脾而不言胃，何也？盖胃为腑属阳，非若脾乃阴脏也，故小儿病传在腑多自愈，在脏不可治。盖小儿纯阳之气，在腑为顺，在脏为逆，古人皆理其脏，未言治腑。慢脾惟吐与泻、积与痢传入慢候，其证变至速，虚又速也。治必循次和平，无令速愈之理，既和且平，调脾养胃，不可过剂也。钱氏有黄土汤，以土胜水，得其平则风自止，以脾土为本也，大要在于生胃回

1　以：此字疑为"似"之形误。

阳。若眼半开半合，手足不冷，证候尚在慢惊，则勿用回阳；或已入慢脾而阳气未甚脱者，亦未可即用硫黄、附子等剂，手足微暖，仍以醒[1]脾散等调之可也。

紫霜丸　歌云：紫霜代赭石，巴豆赤石脂，杏仁来作伴，丸用自相宜。

治食痫，先用此取积不虚人。

代赭石煅，醋淬，研　赤石脂各一两　巴豆三十粒，去皮油，炒，研　杏仁五十个，去皮、尖，面炒别研

右合研，细饭丸麻子大。每服三丸，米汤饮下。

化风丹　歌云：化风黄牛胆，羌独又防风，天麻人参草，荆芥及川芎。

治风痫。

黄牛胆法制，二钱　羌活　独活　防风　天麻　人参　荆芥穗[2]　川芎　甘草各一钱

右为末，炼蜜[3]丸皂子大。每一丸，薄荷、紫苏泡汤化下。

试效五痫丸　歌云：试效五痫丸，晋矾可向前，朱砂次于后，茶芽必相兼。

通治五痫，无问大人小儿、年深日久。

晋矾四两　茶芽四两　朱砂四钱，水研

右为末，薄糊丸如绿豆大。每服一二十丸，临睡茶汤送下。大人加至一百丸。

独活汤　歌云：独活与麻黄，川芎及大黄，甘草居其内，五品合成汤。

治风痫，解表通里。

独活　麻黄去节　川芎各一钱　大黄焙　甘草炙，各五分

右剉散。每三字，姜二片煎。有内热，加天麻、防风、细辛二钱、犀角少许，去麻黄、独活。

附小儿杂病方

天麻防风丸　歌云：天麻为首次防风，蝎尾人参雄麝同，蚕草牛黄皆作末，朱砂均伴见神功。

1　醒：原作"腥"。据文义改。

2　穗：原误作"稔"。据《普济方》卷三百七十七《婴孩一切痫门》"化风丹"改。

3　蜜：原误作"密"。据《普济方》卷三百七十七《婴孩一切痫门》"化风丹"改。下同误者，径改不注。

治小儿惊风，身热喘促，多睡，手足搐搦，精神昏愦。

天麻　防风　人参各一两　蝎尾炒　甘草　朱砂　雄黄各二钱半　牛黄　麝香各一钱　姜蚕炒，半两

右为末，炼蜜丸[1]如樱桃大。每一丸薄荷汤化下。

豆蔻香连丸　歌云：小儿泄泻有奇方，豆蔻黄连共木香，细末为丸如米大，服之即刻便安康。

治泄泻，腹痛肠鸣。

黄连炒　肉豆蔻　木香各三钱

右为末，粟米饭丸米粒大。每十五丸至三十丸，日夜各四五服，米汤饮下。

参杏膏　歌云：款冬花内用人参，诃子阿胶共杏仁，贝母甘同五味子，恶心咳嗽实时停。

治小儿久新咳嗽气急，恶心有痰，咯血。

人参　阿胶炒　杏仁炒　款冬花　五味子　甘草　诃子　贝母

右等分。为末，炼蜜丸如鸡头实[2]大。三岁一丸，白汤化下。

芦荟丸　歌云：槟[3]榔芦荟木香丸，芜荑青陈巴豆兼，更用虾蟆酒浸炙，和之猪胆即成丸。

治小儿疳气，腹急骨热。

芦荟　木香　槟榔各三钱　黄连一两　芜荑去皮　青皮　陈皮各半两　巴豆七粒，去油，炒　虾蟆酒浸，炙黄，去骨，一两

右为末，猪胆丸小豆大。三岁三十丸，米饮汤下。

惺惺散　歌云：散理惺惺时气和，人参桔梗细辛磨，瓜根白术茯苓草，煎法些须入薄荷。

治伤寒时气，风热痰壅，咳嗽气不和。

桔梗　细辛　人参　甘草炒　白茯苓　白术　瓜蒌根各七分

水一盏，煎七分，入薄荷些少。方[4]加防风、川芎各三分。

调胃理中饮　歌云：调胃理中饮，黄连陈朴姜，乌梅白芍药，甘草苍术当。

治小儿生冷所伤，肚腹疼痛，大便或实或溏，面色痿黄，蛔出。

陈皮一钱　干姜　厚朴　黄连姜炒　乌梅　白芍药各五分　甘草二分　苍术[5]

1　蜜丸：原误作"密"。据《仁斋直指方》卷八"天麻防风丸"补改。

2　炼蜜丸如鸡头实：原误作"炼密如鸡豆"。据《普济方》卷三百八十七《婴孩咳喘门》引"参杏膏"补改。

3　槟：原误作"礦"。据下文处方改。

4　方：此前疑脱"一"字。言另一方也。

5　苍术：此药未出剂量。

右水一盏,煎五分,稍热服。如呕吐蛔出不止,加锅灰五分。

钱氏白术散　歌云:钱氏白术散,人参又茯苓,甘草与干葛,木藿二香成。

治小儿脾胃久虚,大便不实,饮食少进。

人参　白术　茯苓　甘草　藿香　木香各三分　干葛二钱四分

右水一盏,煎取四分[1],去滓服。

橘皮丸　歌云:小儿癖积坚,二两橘皮丸,五钱巴豆炒,去巴不须言。

治小儿癖积,坚硬不下。

陈橘皮二两　巴豆五钱,去皮

右将橘皮剉碎,以巴豆同炒令重黄色,拣去巴豆不用,只以陈皮为末,软烂饭为丸如绿豆大。每服一十丸,食前姜汤送下,量儿大小加减丸数。

橘连丸　歌云:小儿疳瘦不生肌,一两黄连与橘皮,丸用麝香猪胆和,量其大小减加之。

治小儿疳瘦,久服消食和气,长肌肉。

陈皮一两　黄连一两半,净,米泔浸一宿

右为末。另麝香五分和匀,同猪胆柒个,分药入胆内,浆水煮,临熟时用针微扎破,以熟为度,取出。粟米为丸如绿豆大。每服十丸至二十丸,米饮汤送下,量大小加减之。

小儿疮豆疹论

夫疹、豆、疮证,在小儿必不能免者,盖由其在胎之时,乃母五脏所养而成形。若母不守禁忌,恣意所欲,好啖辛酸毒食,气搏于胞胎之中,儿受此毒,名曰三秽液毒,以成疮疹。一者,五脏六腑秽液之毒,发为水泡之疮;二者,皮肤筋肉秽液之毒,发脓[2]水泡之疮;三者,气血骨髓秽液之毒,发脓血水泡之疮。人生无不发疹痘者,自幼及长,止生一次,又名百岁疮。其始发之时,有因伤风、伤寒而得者,有因时气传染而得者,有因伤食呕吐而得者,有因跌扑、惊恐、蓄血而得者。或为窜眼禁牙、惊搐如风之证,或口舌、咽喉、腹肚疼痛,或烦躁、狂闷、昏睡,或自汗,或下痢,或发热,或不发热,证候多端,卒未易辨,亦须以耳冷、骱冷、足冷验之。

1　分:原误作"方"。钱氏《小儿药证直诀》卷中"白术散"无此语,仅云"每服三钱,水煎"。据文义改。

2　脓:原作"浓","脓""浓"通假,但不加区分则易影响理解,故仍各按实义选用。

盖疮疹属阳，肾脏无证，耳与骶、足属于肾，故肾之所部独冷也，又不若视其耳后有红脉赤缕为真。调护之法，首尾俱不可汗下，但温凉之剂兼而济之，解毒和中安表而已。凡已发未发，并与紫苏饮为当。虚者益之，实者损之，冷者温之，热者平之。如苟妄汗则荣卫既开，转增疮烂；妄下则正气内脱，变而归肾，身体振寒，耳骶反热，眼合，肚胀，其疮黑坏，十无一生。其坏疮者，一曰内虚泄泻，二曰外伤风冷，三曰变黑归肾。又有重变乎轻，有轻变乎重。凡豆疮初出之时，须看当心处，若稠密，急宜消毒饮加山查、黄芩酒洗、紫草；减食，加人参。近世治疗豆疮，有专用陈氏木香散、异功散者，殊不知彼立方之时，为运气在寒，又值严冬大寒为因，寒气郁遏，豆疮不红绽，故用辛热之剂发之。今人不分时冷寒热，一概施治，误人多矣。今亦具其方于后，用者要当斟酌，切莫致误可也。

豆[1]疮证治大要

小儿痘疮，春夏为顺，秋冬为逆。其已出未出之间，有类伤寒之证，憎寒壮热，身体疼痛，大便黄稠，此正病也。若无他证，不宜服药。凡疗痘疮，先分表里虚实，若四者不分，则无以治。如表里俱实者，其疮易出易靥；如表实里虚，其疮易出难靥也。疮疹表虚而里实，毒蓄于脏腑而渐泄于皮肤；伤寒表实而里虚，邪始于皮肤，而次传于脏腑，所以不同。其调解之法，在治血调气、安表和中、轻清消毒，温凉之剂，二者得兼而已。温如当归、黄芪、木香等剂，凉如前胡、干葛、升麻等剂。佐之以川芎、芍药、枳壳、桔梗、羌活、木通、紫草、甘草之属，则可以调适矣。但小儿凡觉身热，证似伤寒，若未经疮痘，疑似未明，且先与惺惺散、参苏饮或人参羌活散。热甚，则与升麻葛根汤、人参败毒散；疮豆已出，则少与化毒汤；若或已出未出之间，或泻渴，或腹胀，或气促，病在内，谓之里虚，速与十一味木香散治之；若其疮已出，不光泽，不起发，根窠不红，病在外，谓之表虚，速与十二味异功散治之；使或其疮不光泽，根窠不红，又或泻渴，或腹胀，或气促，是表里俱虚，速与异功散下肉豆蔻丸；若豆疮始出，一日至十日，浑身壮热，大便黄稠，是表里俱实，其疮必光泽，起发肥满，易靥，无伤也。盖痘疮乃脏腑秽液之毒发皮肉之间，脾主身之肌肉，肺主身之皮毛，今疹痘出，是肌肉皮毛受其病，治法当先调和脾肺，滋养血气，使脾不虚，肺不寒，表里冲和，自然易出易靥。经云：表病里和，故不治而愈也。

1　豆：通"痘"。

痘疮当慎药物

小儿痘疮，虽出不快，皆因毒气壅盛。妄谓其热，用药宣利解散，致令脏腑受冷，荣卫涩滞，则血气不能充实皮肤肌肉，其疮不得发，充满结实成痂，故多痒塌，烦燥喘渴而死也。凡痘疮发热口干，烦渴不止，切不可与水及蜜并红柿、西瓜、柑橘等物，又不可妄投清凉消毒散等药，恐冷气内攻，湿损脾胃，则腹胀喘闷，寒战咬牙，必难治矣。咬牙者，齿槁，肾气不荣故也。人始见小儿壮热憎寒，鼻鸣气急，未明疮疹之证，妄作伤风、伤寒治之，或以解药出汗，或食药倡导，因此表虚难出，里虚难靥，为害非轻也。今于小儿或泻水谷，或泻白色、淡黄色者，以七味豆蔻丸煎木香散下之，泻止即不必服。小儿如泻频多，津液内耗，血气不荣，疮虽起发，亦不能靥也。如身温腹胀，咬牙喘渴者，难治，缘水谷去多，津液枯。渴而欲饮水不止者，真气荡散而死亦速。与十一味木香散救之，不愈，速用异功散为效。如一小儿患疮之时，或四五日不大便者，可用肥嫩猪脂一块，以淡白水煮熟，切如豆大与儿食，令脏腑滋润，疮痂易落，百无碍滞。切不可投宣利药，恐内虚疮毒入里。若小儿六七日身壮热，不大便，其脉紧盛者，可服三味消毒饮，微得利即止。不大便而不胀，亦可不服也。又以小儿神气软弱，痘疮自初出，二三日至十二三日，忌外人往来，恐有卒暴风寒、秽恶之气触污。凡痘疮初出，至未愈欲愈、已愈之际，子母当先慎口，禁食葱、韭、薤、蒜、獐[1]、兔、鸡、犬、河海鱼腥等物，及房事月候尤忌触忤，常以葫荽酒喷洒坐卧屋壁之间可也。

痘疮逐日见证

小儿痘疮二三日，始见微微方欲出者，如粟米、如黍米、如绿豆大，似水珠光泽明净佳者，四日、五日，其疮大小不一，根窠红，光泽明净，不必服药。如齐出稠密陷顶，灰白色，泻渴者，宜服七味肉豆蔻丸，以十一味木香散送下。六日、七日，其疮肥红光泽者，不药自愈；如身温气促，口干腹胀，足指冷重者，以十一味木香散加丁香、肉桂服之可也。八日、九日，其疮当靥，疮痂欲落者，自愈也，亦不必药；若疮当靥不靥，身或热或不热，肚胀烦渴，及头温足冷，或气促泻渴，不可与水、蜜、冷物，若与之即死，急煎木香散救之，不愈，速用异功散为效。十日至十一日，当靥不能靥，身不壮热，闷乱不宁，卧则硬气，烦渴咬牙者，急煎异功散加木香、当归，以救阴阳表里，若与水、蜜、冷物者即致死亡。

---

1 獐：原作"麞"。同"獐"，据改。

十二日、十三日，疮痂既落，其瘢尤黯，或凹或凸，肌肉尚嫩，不可澡浴，不可炙煿、五辛、酸辣、有毒之物，恐热毒攻肝，眼目生翳，若不依此，必为目患，可服三味谷精散救之，至十三日可保平安。首尾不可与水，若误与之，疮靥之后，其痂迟落，或身生痈肿；若针之则成痸蚀疮，脓水不绝，甚则面黄唇白，难愈。盖脾胃主肌肉，饮水多湿，脾搏肌虚则津液衰少，荣卫涩滞，故疮痂迟落而生痈也。黄帝曰：饮有阴阳，何也？好饮冷者，冰雪不知寒；好饮热者，沸汤不知热。岐伯曰：阳盛阴虚，饮冷不知寒；阴盛阳虚，饮热不知热。故治之阳盛阴虚则补阴，可用木香散加丁香、肉桂；阴盛阳虚，可用异功散加木香、当归治之也。

痘疮不治证

凡小儿痘疮，不治之证有五：痒塌，寒战，咬牙，渴而不止，一也；其色紫黑，喘渴不宁，二也；头温足冷，闷乱饮水，三也；其色灰白陷顶，腹胀喘渴，四也；咬牙气促，泻泄烦渴，五也。凡此五者，有一必为不治，人亦当仔细处治，以求死中之生，决不可坐视而不救也。

参苏饮　歌云：参苏饮子首前胡，干葛茯苓半夏扶，枳壳陈皮甘草桔，煎之姜枣疾祛无。

治小儿头疼，恶热身倦，咳嗽有痰，未见痘疮，随手可用。

前胡　人参　苏叶　干葛　半夏汤泡，姜汁制　茯苓　枳壳　陈皮　甘草　桔梗

右剉。姜三片、枣一枚，水煎热服。

升麻葛根汤　歌云：升麻葛根汤可酌，更用炙草同白芍，若加糯米及人参，紫草当归尤妙药。

治小儿痘[1]疹，发热恶寒。如痘疮已出，切不可用。

白芍药　川升麻　甘草炙　葛根各等分

右每服三钱，水一盏，煎六分，稍热服，无时。演山[2]加糯米、人参、紫草、当归，尤佳。

十一味木香散　歌云：木香大腹桂人参，诃子陈丁夏茯苓，甘草前胡各等分，味为十一散成名。

1　痘：原作"頭"。据《普济方》卷四百三《婴孩痘疹门·痘疮未见方可表发》"四味升麻葛根汤"改。

2　演山：即元代医家曾世荣，字德显，号育溪，又号演山翁。著《活幼口议》。

大腹皮　木香　官桂　前胡　陈皮　丁香　诃子肉　人参　半夏姜制　赤茯苓　甘草炙

右各等分。每三钱，水一钟、姜三片，煎七分，空心服。量儿大小加减。

十二味异功散　歌云：木香官桂人参朴，肉蔻陈归白术同，半夏丁香茯附子，加姜热服取异功。

木香　当归　人参　陈皮　厚朴姜制　丁香　肉豆蔻各二钱半　官桂　白茯苓　白术各二钱　半夏姜制　附子炮，去皮，各一钱半

右每服三钱，水一盏、姜三片，煎七分，空心，稍热服。病有大小，以意增减，临时斟酌。

七味肉豆蔻丸　歌云：木香砂仁依，白矾赤石脂，肉蔻白龙骨，诃子七味齐。

木香　砂仁各三钱　白矾　赤石脂各七钱半　白龙骨　肉豆蔻　诃子肉各五钱半

右为细末，糕糊丸黍米大。周岁儿五十丸，三岁一百丸，温米汤下，无时。

六味人参散　歌云：六味人参散，麦门甘草陈，白术厚朴济，煎服效通灵。

麦门冬去心，一两　人参　甘草炙　陈皮　白术　厚朴姜制，各五钱

右每服三钱，水一盏，煎六分，稍热服。量儿大小加减。

六味柴冬散　歌云：甘草柴胡合，人参与黑参，麦门龙胆草，六味效如神。

人参　黑参　甘草炙　柴胡各二钱半　麦门冬去心，三钱　龙胆草一钱半

右每服三钱，水一盏，煎六分，稍热服。量儿大小加减。

三味谷精散　歌云：三味之终黑豆皮，谷精蛤粉两相齐，猪肝渗药同胞煮，竹刀开肝作二批。

谷精草一两　生蛤粉一两　生黑豆皮二钱

右为细末。猪肝一叶，竹刀批作两片，渗药，缚在瓦器内，慢火煮熟。令儿食之无时。

紫草木通汤　歌云：紫草人参品最良，茯苓糯米更相当，木通甘草中间合，便利还加南木香。

紫草　人参　木通　茯苓　糯米各等分　甘草减半

右每服二钱，水煎温服。内虚，大便利者，可加南木香，去紫草。

已上七方，治法俱开《痘疮逐日见证》论内。

试验归芪饮　歌云：试验归芪生地黄，人参甘紫草相当，麦门陈欠茯苓后，更用防风剂始良。

治痘疮已灌未灌，色不光泽，或脓泡，或小泡，欲靥未靥，表虚里热，不能结痂，心烦焦作，此宜服之。

黄芪　当归各一钱　生地黄三分　茯苓五分　麦门冬三分　甘草二分　紫草五分　人参二分　陈皮　防风各三分

右水二钟，煎至一钟，去滓温服。量小儿能受与之。

犀角消毒饮　歌云：犀角鼠粘子，甘草生地黄，赤芍荆芥穗，牡丹皮可尝。

治疮疹已出，皮肤热，眼热，恐生余毒。

鼠粘子二钱　荆芥穗一钱　甘草五分　犀角五分　生地黄　赤芍药各一钱　牡丹皮五分

右水一盏，煎取五分，去滓服。一方以牛蒡子炒二钱，荆芥穗、甘草各一钱，名**三味消毒散**。

化毒汤　歌云：化毒用何攻？先须紫草茸，升麻并国老，糯米粒煎同。

疮痘已发，以此消毒。

紫草茸五钱　升麻　甘草炙，各二钱半

右剉散。每服二钱，糯米五十粒同煎服。一方豆疮初出时，以丝瓜连蒂三寸，连皮子烧存性为末，入朱砂末、沙糖调服，多者可减，少者可无，神效。

调解散　歌云：调解青陈桔梗，干葛壳夏川芎，紫甘二草木通同，减半人参可共。

治豆疮已发，或为风冷所折，荣卫不和，或宿食所伤，内气壅遏，以致冰[1]硬，并治。

青皮　陈皮　桔梗　枳壳制　半夏制　川芎　木通　干葛　甘草　紫草各等分　人参减半

右剉散。每服二钱，姜、枣水煎服。

豆皮饮　歌云：小儿痘疮入服，白菊绿豆新皮，谷精草用取真的，为末粟泔煎柿。

治痘疮入眼生翳。

白菊花　新绿豆皮　真谷精草各一分

右为末。每一钱，干柿一个、粟米泔一盏同煎。候米泔尽，吃干柿，日二枚。

1　冰：原误作"水"。据《普济方》卷四百三《婴孩痘疹门》"调解散"改。

外科卷[1]

---

1 外科卷：原无此标题，亦未载于原目录，仅卷末题"苶斋医要外科卷终"，故知原书尚有后补之外科卷。然该卷今仅余数首绵花疮方，无法臆测其原貌。今据卷末所载补此卷名。

绵花疮方　歌云：服多轻粉肿块破，遗粮皂角归翘称，荆芥防风甘草同，虚气加参病安妥。

治多服轻粉，致成肿块，破烂不能行走者，服之有效。

仙遗粮[1]又名小猪粪，俗言硬饭块，半斤　当归梢　连翘　荆芥　甘草　防风　猪牙皂角　羌活已上各五分。如气虚，加人参

右用水一斗，煎至七升，日进数十次。忌食茶、酒、生冷、一应发毒之物。服之十日有应。

绵花疮肿块方　歌云：木通皂角白鲜皮，木瓜荆芥防风依，仙遗薏苡川牛膝，若用参归气血虚。

仙遗粮干者一两，湿者二两，俗名硬饭，色白者有效，红者伤人　川牛膝　木瓜　木通　防风　荆芥　薏苡仁　白鲜皮各五分　皂[2]夹子四分　当归五分　气虚加人参五分

右㕮咀。用水二钟，煎至一钟。视疮上身多，食后服；下身多，空心服。日进三次。

绵花疮点药方　歌云：绵花点药方为愈，轻粉孩茶共杏仁，更入胆矾同研末，鹅胆调敷一宿神。

轻粉　胆矾　杏仁　孩儿茶

右为细末，用鹅胆调匀，搽敷一宿，即愈。

绵花疮洗法　歌云：绵花洗法效如神，蒺藜白者一升存，苍耳草子均五合，捣烂煎汤洗绝伦。

白蒺藜一升　苍耳子五合

右同二味捣烂，用绢袋盛，煎汤。候温洗之，立效。

1　仙遗粮：据《本草纲目·土茯苓》，此乃土茯苓之别名。
2　皂：原误作"白"。据本方歌诀中有"皂角"改。

后序

　　《荩斋医要》录简端，诸君子序之详矣，予无庸赘，然予嘉夫荩斋用心仁而择术精也。术匪精，用弗效；心匪仁，方弗录。方用而效，效而录焉，岂可以寻常视之者哉？然是录也，荩斋将传诸子若孙以秘藏耶？抑将传诸天下后世之业医者以活人也耶？予独知其弗徒为子孙计也，弗徒为业医者计也，意以吾之术足以愈疾，疾而遇吾者疾愈矣。幸矣，吾之心遂矣。然吾之所遇者有限，而天下后世之罹疾者无纪极也，吾慊乎哉。于是录其方，苟得吾术而疾愈者，虽非吾子孙可也，虽非业医者亦可也。盖荩斋之心率乎愈人之疾，以全人之生，而奚以利夫子孙？而奚以利夫医？仁乎哉！荩斋之心也。虽然，荩斋亦必知"著《易》误，不至于妨人；著本草误，其弊有不胜"之说也，而固录之，而固传之，其必知之精，而行之不容以不笃也。仁乎哉！荩斋之心也。使医国者而有是，其仁覆天下，岂可量耶？予于是乎有感而遂为之叙。

嘉靖戊子春王二月吉旦
赐进士出身奉政大夫工部营缮清吏司郎中同邑金廷瑞书

校 后 记

《苈斋医要》15 卷，明·陈谏类集于明代嘉靖七年（1528）。该书今存世者唯有日本国立公文书馆内阁文库所藏两部明嘉靖七年序刊本。今取其中原藏枫山文库之全帙本为校点底本。

一、作者与内容

1. 作者与成书

本书作者名陈谏，字直之，号苈斋，钱塘（今浙江杭州）人，生卒年不详。以其自序所言，陈氏家族行医出名的历史，可以追溯至唐末，其始祖陈仕良乃唐代名医，宋初敕编之《太平圣惠方》"亦尝私淑其源"。至建炎丁未，宋高宗南渡，陈沂（素庵）出。他生于汴梁，长于临安，大有医名。曾治愈康后之危疾，敕授翰林院金紫良医，特赐宫中掌扇，以便出入禁中。其后宫扇年久损坏，其后人陈静复与陈清隐刻木为扇，以为世传，故久有"木扇陈"之称，世代以擅长妇科闻名。至元时，陈氏家族乃家食不仕，承祖业而行医，一门名医多出。陈谏的伯父陈林于天顺庚辰岁（1460）供职太医院，堂兄陈谟任顺天府医学大使，卒后，其子鼎与蕭尚籍太医院为医士。陈谏兄弟四人，俱以医为业。而以陈谏声名最显，人谓"能治人所不能治之疾"。

陈谏撰集《苈斋医要》，现存明嘉靖七年（1528）序刊本。此书乃陈氏为了"遗之子孙及同术之士"，集父祖所传及平生所经效者，自述其内容乃"先纂经论、图解，而后分门论著，歌括其方"，以"使人知其方，又知要其本也"。

2. 其书内容及特色

该书 15 卷。诚如上述，先经论、图解，其卷一、卷二为中医基础理论篇及其图表。卷一，陈氏列举《天元纪大论篇》《玉机真藏论篇》《灵兰秘典论篇》三篇以为篇名，实际内容并非照录《素问》此三篇，而是选择三篇中的部分内容兼以本人见解，进行阐述。卷二，为运气相关理论。既摘录了医学书籍中的运气理论及图，也包括一些民间流传内容。卷三为脉学及经络。汇集若干脉学图表、脉歌，录托名之王叔和《脉诀赋》即《脉赋》等，以及手足经论、手足经图与十二经脉、奇经八脉始终。

而后乃分门论述临床各科。以大方脉为主，包括风、湿、热、火、暑、燥、寒等外感诸病及疟、痢、泄泻、痛证、血证、虚损、水肿、积聚、痰饮、咳嗽、反胃、怔忡、黄疸等杂病，以及妇科与儿科。均以病名为纲，共分作三十五门，每门先论后方，析诸病之病因病机、辨证论治。其论多采医经之论，然均经陈氏理解化裁，已非医经之原文。其方多为经验之方，有来自其他经典方书如《金匮要略》《太平惠民和剂局方》《三因极一病证方论》等，也有取自医家及民间经验。但是，何为陈谏所云之祖传秘方，则难以判别。

此书的特色在于病因病机之说理简易明了，没有大段引文，而融以本人的见解为主。每方之下均有载歌诀一首，以便记诵。方剂之药物炮制及煎服法的记录也比一般方书要简洁很多。遗憾的是，陈氏对于剂量的介绍比较随意，凡药物为"各等分"的处方大多未出每服剂量。对于初学者使用，恐不易掌握。

二、底本与校本的挑选确定

1. 底本的选择与来源

据书目所载，该书见于明殷仲春《医藏书目》[1]著录。流传日本后，据报道首见《御文库目录》[2]著录，则该书最迟在明末传入日本。今此书国内已佚，惟日本内阁文库存该书两部。其中残本为江户佐伯藩主毛利高标所藏，全帙原藏枫山文库即红叶山文库[3]，无藏书印记。枫山文库由德川幕府始建于庆长七年（1602）。明治十七年（1884）归入太政官文库即后之内阁文库。

本次校点，选择现藏于日本国立公文书馆内阁文库的明嘉靖七年（1528）序刊本。凡四册。书号：子29-18。版框高约18.5厘米，宽12.2厘米。每半叶10行，行约24字。粗黑口，上下同向双下黑鱼尾，四周黑白双边。版心上鱼尾下书"医要"及"上"或"下"（自卷八始为"下"）；下鱼尾下书叶码（分按上、下册两部分排序，即上册末叶"卷之七终"为第九十叶，下册始叶"卷之八"为第一叶）。卷首次第为胡世宁"荩斋医要叙"、陈珂"荩斋医要叙"、韩廉"荩斋医要序"、吴玭"荩斋医要序"、黄泰"荩斋医要跋"、陈谏"荩斋医要自叙"。以上除陈珂、韩廉二序未署作序年外，其余诸序均撰成于嘉靖七年（1528）。又次为"宋良医陈素庵"像及赞、"明陈荩斋之像"及赞，次为目录、正文。每卷

1　医藏书目：群联出版社1955年影印出版。

2　御文库目录：据王铁策《荩斋医要》解题，见人民卫生出版社1999年出版的《日本现存中国稀觏古医籍丛书》。

3　红叶山文库：据日本国立公文书馆内阁文库《改订内阁文库汉籍分类目录》。

之首题署为"蒉斋医要卷之某／钱塘陈谏直之类集"。书末有嘉靖戊子金廷瑞"蒉斋医要"后序。

2. 校本的选择与相关应对措施

由于此书国内已无存，本次校点选择的底本是由"国内失传中医善本古籍的抢救回归与发掘研究"课题组调研回归原书影印本。虽然课题组调研发现日本内阁文库藏有此书的两个版本，但据肖永芝研究，二本乃同出一版。其中枫山文库本卷六第六十二叶，卷十二第六十八叶阙，毛利高标本存此二叶。肖永芝拍回底本原残缺二叶，据以补充[1]。

然而，校勘只能采用其他办法来解决。

❶陈谏引用更早的中医古籍，诸如《黄帝内经素问》《伤寒论》《金匮要略》《太平惠民和剂局方》《三因极一病证方论》等，则以所引原书作为校本，进行校勘。如：卷十三《吐酸门》载：

三因曲末丸　歌云：三因曲末出名方，神曲陈皮再用苍，更加曲糊为丸子，服之吐水实时良。

治中脘宿食留饮，酸哲心痛，口吐清水。

神曲炒，三钱　　苍术米泔水浸三宿，干，炒，一钱五分　　陈皮一钱

右为末，生姜汁别煮神曲糊，为丸如桐子大。每服七十丸，姜汤食后送下。

其主治中之"哲"字可疑。虽然，方名已注明出处，可核查《三因极一病证方论》并无"曲末丸"，然有曲术丸：

曲术丸　治中脘有宿食留饮，酸蜇心痛，口吐清水，嗳宿腐气者。

神曲炒，三两　　苍术泔浸三宿，洗净，晒干炒，一两半　　陈皮一两

右为末，生姜汁别煮神曲末糊，为丸如梧子大。每服三五十丸，姜汤下，不以时服。

可见，此"曲末丸"即彼"曲术丸"，因据改"哲"字为"蜇"。"酸蜇"指酸刺感。

❷陈谏所引方子未明言出处，则据明代早期官修大型汇编性方书《普济方》为导引。

1　据以补充：据肖永芝《蒉斋医要》校后记。

（1）有出处者，则追查原所出之书。

如：卷十三《咳嗽门》载"紫苏子汤"：

紫苏子汤　歌云：苏子汤中加枳实，呆香草果朴人参，山精大腹并甘草，姜枣加煎喘可禁。

治喘咳，劳伤肺气，烦热虚瘦。

苏子　枳实　呆香　草果　厚朴　人参　山精　大腹皮　甘草

右等分。水二钟、姜三片、枣一枚，煎取八分，食远服。

其中"呆"字特别可疑，本草药名查无"呆香"者。用方名检索《普济方》云"出危氏方"。转而核对元代危亦林《世医得效方》，于此书卷五《喘急》章检得"紫苏子汤"。由"紫苏子、大腹皮、草果仁、厚朴、木香、陈皮、木通、白术、枳实、人参、甘草"组成，可知，此"呆香"乃"木香"之误。因据改。

（2）无出处者，则核实《普济方》所出方之主治与组成，如《苍斋医要》所出同名方与此相同，则据以为校。

如：卷十五《小儿门》载参杏膏：

参杏膏　歌云：款冬花内用人参，诃子阿胶共杏仁，贝母甘同五味子，恶心咳嗽实时停。

治小儿久新咳嗽气急，恶心有痰，咯血。

人参　阿胶炒　杏仁炒　款冬花　五味子　甘草　诃子　贝母

右等分。为末，炼密如鸡豆大。三岁一丸，白汤化下。

其中"炼密如鸡豆大"十分可疑，"密"应该为误字，而"鸡豆"药名本草未见。以方名检索《普济方》，卷三百八十七《婴孩咳喘门》引"参杏膏"：

参杏膏出《全婴方》　治小儿久新咳嗽气急，恶心有痰，不食咯血。

人参　阿胶炒　杏仁麸炒　款冬花　五味子　甘草　诃子炮，去核　贝母

等分为末。炼蜜丸如鸡头实大。三岁一丸。白汤下。

可见二方是相同的。"炼密如鸡豆大"乃为"炼蜜丸如鸡头实大"之误。因据补改。

❸若以上两种办法都难以解决，只能从本书上下文对照进行理校。

如：卷六《疝门》载"济生橘核丸"，其歌曰："橘核为丸疗疝珍，术香海藻练桃仁，桂通海带并昆布，厚朴玄胡枳实匀。"然核对歌诀与方组，则发现歌诀中之"术"字可疑，其方组为"橘核、海藻、昆布、海带、川练子、桃仁、厚朴、木

香、枳实、玄胡索、桂心、木通"，方中共十二味药，既无白术、苍术，亦无莪术，故"术"当为"木"之形误，因据改歌诀中之"术"字为"木"。

又如：卷十五《外科卷》载"绵花疮肿块方"：

绵花疮肿块方　歌云：木通皂角白鲜皮，木瓜荆芥防风依，仙遗薏苡川牛膝，若用参归气血虚。

仙遗粮干者一两，湿者二两，俗名硬饭，色白者有效，红者伤人　川牛膝　木瓜　木通　防风　荆芥　薏苡仁　白鲜皮各五分　白夹子四分　当归五分　气虚加人参五分

此方"白夹子"一味十分可疑，查本草书无此药名。核对上文歌诀有"皂角"一味，而方组没有，可知此"白夹子"乃"皂夹子"之误。因据改。